ボケない介護食。しかも、美味しい。

料理研究家／管理栄養士　村上祥子
解説　精神科学者　功刀浩

ブックマン社

はじめに

「戻した大豆をフードプロセッサーにかけ、ひき肉とやわらかく煮て作る常備菜や、市販のすりごまは粒が混じっているので、さらにすり直してごまだれを作るなど、受講して納得することがたくさんありました」

これは、私の「ボケない介護食教室」を受講された、92歳の姑と94歳の実母の世話をされている68歳の女性からいただいた感想です。介護食事作りは毎食、毎日、毎月……と続きます。作る側は大変ですが、作ってもらう側にとっては、食事は一番楽しい時間だと思います。ユニバーサルフードデザインに合わせたり、食事バランスガイドに沿っていなくてもよいのです。人生で食べてきたいつもの料理が、噛みやすく、飲み込みやすく調理され、ご本人が「あぁ、おいしい」と思いながら食事を楽しめる。それが大事です。美味しい食事は心を豊かにし、食べた栄養は体力になります。心と体が元気であることが、「ボケ」を一歩遠ざけるのです。

介護施設で働く、栄養指導教官時代の教え子が、「リハビリで一番人気はおにぎりやおはぎを作ること。ハッと気づいたら、普段はどろどろ食の方がおはぎを食べていたのです。好物はちゃんと食べられるらしいのです」と、メールをくれたことがありました。そうです。美味しいものは食べたいし、工夫次第で食べさせてあげられる。それも、そんなに難しい話ではありません。その極意を、これからお教えしたいと思います。

あじを焼いて身をほぐし、中骨もこんがりと焼き直す。すり鉢でいりごまをすり、あじの身、みそを入れてすする。すり鉢にぺったり貼り付けて、焼き網に逆さにふせ、きつね色になるまで焼く。中骨と昆布でとっただしを加えてすりのばす。冷蔵庫で冷やし、なすやきゅうりの薄切りと、手でつぶした豆腐を加え、炊きたての麦ご飯にざんぶりとかける。宮崎の冷や汁の作り方です。母がいよいよ最期の頃、口伝えに作り方を教えてくれて、私がどうにか再現した時の喜びようといったらありませんでした。いつもより食が進みました。

本書に掲げたメニューは、高齢の入院患者さんが多い病院の「おいしい給食支援」に入って、家庭のいつもの献立に工夫をこらしながら少しずつ編み出していったレシピです。

精神栄養学に精力的に取り組まれている功刀《くぬぎ》浩《ひろし》先生より、解説をいただきました。ありがたさが身にしみます。

本書が皆様の介護食作りのヒントに、また認知症を発症しないための予防の一助になればと願っています。

村上祥子

もくじ

第三章　簡単。美味しい。これを我が家の定番に！ムラカミ流　ボケない介護食レシピ

第一章……間違いだらけの介護食

真面目な介護者ほど、ボケさせる⁉

介護食＝病人食ではありません。「〜でなければ」という常識は今すぐ捨てて。

治すための食事よりも、楽しむための食事を作りましょう

超高齢化社会に突入した日本。本屋さんに行くと、お料理の本のコーナーにも、「介護食」「高齢者のための食事」というタイトルの本がたくさん並ぶようになりました。内容はそれぞれですが、基本となっているのは、薄味で低カロリーのもののようです。いわゆる病院食の延長のようなメニューです。読者の皆さんにまず知っておいてほしいことは、介護食は、病院食でも、病人食でもないということ。病院のように、病気が回復するまでの短期的な食事であれば、薄味でも、あっさりしすぎた低カロリーのメニューでも我慢ができるでしょう。しかし、高齢者介護とは、そのような短期的なものではありません。ゴールが見えないのが、介護生活なのです。

食事の時に、笑っていますか？

介護者が良かれと思い、一生懸命に栄養計算をして病人食の見本のような介護食を作っても、「この薄味で寂しい食事が、いつまで続くんだろう？」とご本人の元気がなくなってしまったら、元も子もありません。行動範囲も徐々に狭まってきてしまう高齢者の日々の生活における楽しみの比重は、どんどん食事に置かれます。だからこそ、介護食とは、「治す」ではなく、「どれだけ楽しんでもらえるか」にあると私は思います。だけど、真面目な性格の介護者ほどこれが難しいようです。一途にお世話することが、必ずしも「良い介護」ではないのですが、真面目な人ほど手が抜けなくて、「介護食とは、こうあるべき」という考えを崩せないのです。そしていつしか、「こんなに一生懸命やっているのに食べてくれない！」と疲弊してしまいます。まずは肩の力を抜きましょう。楽しんで食事をしてもらうためには、介護者側も楽しむ余裕がないといけません。食事の時に、笑っていますか？　それが楽しむ、の基本です。

おじいちゃん、おばあちゃんは、和食が好き？
いいえ、意外とハイカラ好み。

戦後の日本に上陸した洋食は、夢のように華やかでした

「介護食を勉強したいのですが、家族は皆、洋食好きだから困っています」と相談をしに来られる方がいらっしゃいます。この人も、きっと真面目な方なのでしょう。高齢者になったら和食、という固定観念ができてしまっているようです。人によって好みはそれぞれです。子どもが必ずしもハンバーグやオムライスが大好物ではないように、高齢者が必ずしも和食が好みというわけではありません。むしろ、洋食が大好き、という人が多いのです。試しにホテルの朝食バイキングの時に、周りの家族連れのテーブルをちらりとチェックしてみてください。若い息子夫婦はごはんに生卵をチョイスしているけれど、高齢者のご夫婦は、トーストやクロワッサンにスクランブルエッグ、という風景は決して珍しいものではありません。

好きな食べ物は、楽しい思い出とともにある

今の80代、90代は、子ども時代は戦時中で、貧しい食生活を送られた人が大半でしょう。戦後のアメリカ軍占領下のもと、それまで見たことがないような欧米の食材やメニューが出回りました。トーストとはなんと香ばしいのだろう、バターというのは得も言われぬ香りがするなあ、マヨネーズで野菜を食べるなんてお洒落だこと……戦後から高度成長期に突入するあいだに登場したハイカラ食品は、楽しい思い出の中にあります。「好きな食べ物」というのは、幸せな記憶とセットになっていることが多いのです。子ども時代の楽しい記憶＝欧米の食事の到来だったであろう、今の高齢者たち。「もう歳だから、和食を作ってあげるわ」というのは、介護者側の思い込みかもしれません。たまには、「若い頃の話を聞かせてね」と、好きだった食べ物や、もう一度食べてみたいものを聞き出すのも手です。もう忘れてしまった？ そんなことはありません。記憶の活性化がボケ防止につながります。10年前の記憶は抜け落ちていても、50年前のことは覚えているのが認知症の不思議です。

「何がなんでもとろみ剤」信仰を捨てましょう。

●介護食を作る＝とろみ剤を入れる、と思っていませんか？

先ほど、「治すためよりも、楽しむための食事を作りましょう」とお話ししました。楽しむための食事には、献立にメリハリをつけることも重要です。どのお料理も似たような薄い味付けで、似たような舌触りや喉越しだと、いくら材料や調理法が工夫されていても、残念ながら同じ印象を受けてしまうもの。もちろん、一言で「介護食」といっても噛む力は人それぞれですから、すべてのメニューをとろみ剤に頼らざるを得ない重度の介護状態の人もいるかと思います。だけど、その手前の状態ならば、「嚥下《えんげ》のために、何がなんでもとろみ剤で仕上げる！」ということは避けられるはず。たとえば、同じ要介護2であっても、食べる力は人それぞれ。食支援のマニュアルにとらわれすぎてはなりません。

なぜ、介護食にはとろみが必要なの?

私たちは、食べ物を咀嚼《そしゃく》して飲み込み食道へと流し込む時に、誤嚥《ごえん》を防ぐために自然と気道が閉じられるのですが、老化により、この飲み込みの反射(嚥下反射)が次第に鈍っていきます。さらさらの水分は食道に入るまでのスピードが速いため、高齢者は嚥下反射がついていけない場合があるのです。ですから、お料理にとろみをつけて、そのスピードをゆっくりにしてあげるのです。そう考えると、とろみの粘性が強いほど食べやすいというわけではないことが、わかるはずです。だけど、ここを誤解している人もいるようです。以前私が料理指導に伺った介護施設でも、「ウチで使っているとろみ剤、なかなか固まってくれないんです」とお茶に規定量よりたくさんのとろみ剤を入れて、まるでこんにゃくゼリーのようにして、お茶を飲ませている介護ヘルパーさんがいました。とろみ剤はその性質上、混ぜてから3分待たないと固まらないのですが、その事実もご存じなかったようです。お茶を飲みたいはずが、こんにゃくゼリーを口に入れられたら……気持ちも萎えますね。

とろみのある食材に目を向ければ、皆で同じ食事が楽しめます

確かに市販のとろみ剤は、便利です。小分けタイプのものとミニ泡立て器を携帯していれば、喫茶店でお茶を楽しんだり、外食もできます。でもご家庭でお料理を作る場合は、市販のとろみ剤を使わなくとも、とろみのある食材を意識してお料理をすればいいのです。まずは、片栗粉や上新粉使いに慣れること。たとえば、豚の薄切り肉で作る生姜焼きや、牛の薄切り肉で作るすきやき風煮などは、事前に粉をまぶしてから調理するだけで、驚くほどやわらかくなめらかな口当たりに仕上がります。ポリ袋に粉と食材を入れて、ちゃちゃっともむだけでいいのです。また、粉をまぶすことで肉がコーティングされて旨味も逃げませんので、安いお肉でも、上等のお肉に変身してくれるのです。お味噌汁も、たとえば里芋や、長芋のすりおろし、細かく叩いたオクラ、ひき割り納豆といった粘り気のある食材を使えば、栄養価もぐんと上がりますし、自然なとろみがついて、とろみ剤を使うよりも美味しくいただけます。

チーズやホワイトソースを活用することで、ボケ防止にもなります

　洋食でとろみといえば、チーズやホワイトソースなどの乳製品がまず思い浮かびます。高齢者は意外に洋食好きと先ほど書きました。十分にやわらかくゆでたマカロニでグラタンを作ったり、たまにはおかゆをチーズリゾットにしてみたり、はんぺんにとけるチーズを載せて焼いたものなども、おすすめです。東京都老人総合研究所の調査で、牛乳をよく飲む習慣がある高齢者ほど、脳の認知機能の低下を予防できることがわかっています。コレステロールを気にして乳製品を避けている高齢者もいるようですが、後期高齢者以降になると、血清コレステロールが低い人のほうが短命というデータもあるのです。今現在、主治医から特に禁止されていなければ、コレステロール値はあまり気にせずに、乳製品はどんどん食べてほしいと思います。本書では、乳製品メニューもいくつかご紹介していますが（↓118頁参照）、中でも変わりダネのウォームヨーグルト（温かいのです！）は是非とも試してほしい一品です。便秘の改善にも効果的です。

噛める力を取り上げてはダメ。誤嚥性肺炎を怖がりすぎてはいませんか？

●噛まないことが、認知症を進行させることもある

「おばあちゃんを介護施設に入れたら、突然、認知症が進んだ」「歩いて施設に入ったのに、たった数ヵ月で寝たきりになってしまった」というご家族の嘆きをよく耳にします。どうしてそんなことが起こるのでしょう？　要因は様々ですが、そのひとつに、「食事介助」の問題があるようです。現在、特養をはじめとする多くの介護現場は、疲弊しています。予算も職員の人数も圧倒的に足りないからです。だからこそ、決められた時間内で利用者さんに機械的に食べてもらわないと、運営が回らないわけです。短時間に栄養を摂らせようと、ドロドロのミキサー食をスプーンで機械的に口に運ぶ……これが食事だとしたら、どうでしょう？　それまで十分に噛めたはずの高齢者も、噛む必要がなくなってしまうのです。しかし、噛む力が、認知

症の進行を抑えるということは医学的にも実証されています。あごを動かすための筋肉のひとつである、咀嚼筋《そしゃくきん》を動かすと、脳幹網様体《のうかんもうようたい》（脳内の神経細胞と神経線維が集まっている場所）が刺激され、認知や記憶の活動を主に担っている大脳皮質という場所が活性化するためです。だから、噛めるのであれば、極力、噛める食事を作ること。噛む力をキープすることが、ボケない介護食のコツなのです。

人は誰でも、誤嚥します

「誤嚥性肺炎になったら怖いから、ミキサー食しか食べさせていません」と仰る介護者もいます。だけど過剰に誤嚥を怖がると、かえってマイナスになると私は思っています。健康な人でも、唾を飲み込んだだけで誤嚥する時はしてしまうもの。高い栄養価のものを食べて、ある程度の体力を維持できていれば、誤嚥したものを咳とともに吐き出す力が人間には備わっているはずなのです。吐き出せば、誤嚥は怖くないのです。「守りの介護」に徹するあまり、噛ませないことで筋力を弱らせてしまっていたら、本末転倒ではないでしょうか。

普通に炊いた飯＋汁けのあるもので飲み込みやすく！

本書では、介護食の基本として、「軟飯」（↓84頁参照）をご紹介していますが、たとえば、嚥下の状態がそれほど悪くない人であれば、普通に炊いたごはんでカレーライスや中華丼にしても、意外と食べやすいものです（具材は小さく切り、やわらかく煮ること）。パラパラとした焼き飯でも、美味しいおつゆを一匙すくって一緒に食べさせてみてください。それだけで、喉が潤って食べづらさが解消されます。わざわざ家族と別に軟飯を用意する必要はないのです。ごはんでもおかずでも、つい水でふやかしてしまいがちですが、水の栄養価はゼロ。それよりも、栄養価の高い汁物を添えて、家族と一緒に楽しい食事ができる工夫をしましょう。本書では、簡単に作れる呉汁（↓106頁参照）や、かつおのすり流し汁（↓108頁参照）などのレシピをご紹介しています。また、ごはんと比べ水分量の少ないパン食は、よりむせやすいです。パンの時は、バターやジャムでしっとりさせたり、スープやお茶で浸しながら食べる習慣を。忙しければ、スープを一から作る必要はなし。最近はレトルトや缶詰でも、プロ顔負けの美味しいスープが何種類も出ています。何も作る気力がないという日は、缶詰スープ+市販のパンで切り抜けましょう。

誤嚥を防ぐために気を付けたいこと

誤嚥は、むせても咳などと一緒に吐き出すことができれば、それほど怖がる必要がないことは先にも書きました。気を付けたいのは、誤嚥しているのに、認知症が進んだ本人にその自覚がない時です。水分や食べ物の塊が肺に入ったまま、何日も経過して初めて、肺炎を引き起こします。ふだんから、しっかり咳ができているかどうかを気にしながら、食事をしましょう。また、食べる姿勢も大切です。テーブルや椅子の高さは、合っていますか？　やや前傾姿勢が誤嚥防止になります。テーブルは肘が自然に載せられる高さが目安です。また、椅子に座らせた時に、足底は床についていますか？　年を重ねるごとに肉体は小さくなっていきます。10年前に合っていたテーブルと椅子が、今もちょうどいい高さとは限りません。椅子とテーブルの高さを本人の体に合わせるだけで誤嚥防止にもなるのです。

カロリー、塩分、品目数……数字に囚われるのは、やめましょう。

目標値通りに作っても、食べてくれなければ意味がありません

多くの病院食は、なぜ美味しくないのでしょう？　その理由は、カロリーや塩分、その他病気によるルールが細かく設定されたうえで、管理栄養士さんが日々の献立に苦心しているからに他なりません。「事件は会議室で起きているんじゃない、現場で起きているんだ！」という台詞が流行った刑事ドラマが、一昔前にありました。あれと同じことが、介護の食事現場でも起きています。「食事は、栄養計算表の中にあるのではない、テーブルの上をよく見ましょう」と言いたくなることがあります。栄養バランスはもちろん大切です。だけど、後期高齢者になったのなら、カロリーや塩分や、ましてや一日30品目ということに囚われすぎてもいいことはありません。それでも病院や介護施設では、おそらく一定のルールがあるでしょうから仕方

ないとしても、せっかく在宅介護をされている方が、病院や施設の食事に右ならえする必要はちっともないのです。

90代と70代なら、同じ病態でも違う食事になっていい

たとえば90歳になるおじいちゃん。少し認知症があります。病院からは長年にわたり高血圧の薬を処方されており、主治医さんなどから塩分の少ない食事作りをすすめられていたとします。だけどおじいちゃんは昔から塩辛いものが好きで、薄味のものを出すと、必ずごはんを残してしまう——そういう場合は、おじいちゃんの好きなごはんの供を出してあげるべき。塩辛い漬け物を刻んだり、コクのある肉みそを常備菜にするなどすればいいのです。このおじいちゃんがまだ70歳であれば、高血圧の治療を重視するべきです。だけど90歳ならば頑張って生きてもあと10年というところ。数値に目くじら立てる年齢ではありません。それよりも、好みに合わない味付けのために全体の食事量が減り、栄養失調を招いて体力が落ちてしまうほうが、よほどのリスクです。

天ぷらやトンカツが好きだけど、油ものはご法度？ そんなことはありません。

便秘がきっかけで、認知症が進むこともある⁉

認知症のタイプによっては、自律神経のバランスが崩れることによって、強固な便秘に悩まされるケースも多くあるようです。腸はとてもナイーブな臓器。交感神経が過剰に働くと腸の働きが悪くなり、副交感神経が過剰に働けば、腸が収縮しすぎてしまいます。便秘でトイレに閉じこもりがちになり、よけいに精神状態が悪化、認知症が進んでしまうケースも。ですから、便秘をおざなりにしてはいけません。便秘の改善は、薬ではなく、まずは食事から。中でも食物繊維の補充、そして油分とお通じの関係は重視すべき点。高齢者なのだから、油っこいもの、特に揚げ物は一切ご法度！　というルールを敷いているご家庭も多いようですが、便秘に悩まされてはいませんか？　それに、高齢になっても、日本人は揚げ物が好き。私が以前食事指導をしていた病院でも、揚げ物をメニューに出すと、大変よろこばれました。香ばしい油の匂いは、食欲を刺激してくれます。

食べづらければ、衣をしっとりさせる工夫を

本書では、その病院で大人気だった揚げ物料理をご紹介しています。「ロイシンたっぷり　小エビの天ぷら」（↓128頁参照）です。天ぷらの中でも、一番よろこばれるのは、やはりエビ天です。大きなエビでは食べづらいので、小エビを使い、さらに刻むのです。大きなエビより小エビのほうが高齢者にもお財布にも優しいのです。これを、おろし和えにして出します。このように、揚げ物は、「刻む↓和える↓しっとりさせる」の3ステップで、揚げ衣にむせることも防げますし、栄養価の高い介護食となります。フライならば刻んで卵とじにするのもいいですね。また、私がエビをおすすめする理由にはもうひとつあって、ロイシンという必須アミノ酸が、ふんだんに含まれているからです。これは筋肉を作るもとになる、注目の栄養素。意識して摂取することで、寝たきり防止にも一役買うはずです。

筋たんぱく合成を促す「ロイシン」の効果

必須アミノ酸のひとつであるロイシンには、筋たんぱくの合成を促すシグナルを出す働きがあります。筋肉内に蓄積される分岐鎖アミノ酸（BCAA）や、その他の必須アミノ酸と、筋たんぱく合成を促すロイシンを組み合わせて摂取することで、筋たんぱくの材料であるアミノ酸が取り込まれ、筋たんぱく合成が促進されます。また、高齢者でも、必須アミノ酸の摂取により筋たんぱく合成が促進され、筋力アップにつながることが研究で明らかになっています。

ロイシンでロコモ（運動器症候群）予防

骨や関節、筋肉などが衰え、動作が困難になるロコモティブシンドローム（通称ロコモ）は、進行すると要介護や寝たきりになるリスクが高まります。9種類の必須アミノ酸の中でも特にロイシンは、たんぱく合成を促す司令塔の働きがあり、ロコモ予防に欠かせない栄養素なのです。

100gあたりのロイシン含有量（mg）			
魚介類／食品名		肉類／食品名	
かつお節	5900	ロースハム	1988
ツナ油漬缶	2156	鶏むね肉（皮なし）	1900
ツナ水煮缶	2073	鶏もも肉（皮なし）	1500
マグロ	2000	ササミ	1900
カツオ	1800	鶏ひき肉	1600
ヒラメ	1800	鶏レバー	1600
カジキ	1700	牛赤身肉	1500
しらす干し（微乾燥）	1700	牛ひき肉	1400
アジ	1700	牛レバー	1800
サケ	1700	豚ヒレ肉	1800
タイ	1700	豚ロース赤身肉	1800
ブリ	1700	豚ひき肉	1400
サワラ	1600	豚レバー	1800
サバ	1600	豆類／食品名	
イワシ	1600	高野豆腐	4500
シバエビ	1400	大豆	2900
クルマエビ	1400		
卵		乳製品／食品名	
全卵（鶏）	1100	チェダーチーズ	2500
黄卵（鶏）	1400	プロセスチーズ	2300

おじいちゃんが大好物だったヒレカツ。どうやって食べてもらう?

今まで多くの介護食メニューを考案してきましたが、中でも男性高齢者に大好評だったのは、「ヒレカツ」をアレンジしたものです。戦前・戦時中生まれの男性にとって、ヒレカツは、ひときわ思い入れのあるメニューのようです。しかも、女性よりも男性のほうが、なぜかソース味を好む傾向にあります。しかし、ヒレ肉はやはり食べづらい。ならば、フードプロセッサーでヒレ肉を細かくして、ゆでたじゃがいもと混ぜてヒレカツ風に成形してから、衣をつけて揚げてみてはどうだろう? とある日思いついたのです。だったらメンチカツを作ればいいんじゃないの? と思う人もいるでしょう。だけど、塊肉を撹拌《かくはん》したものと、市販のひき肉では、その食感や噛んだ時に口の中にじゅわっと広がる旨味は、似て非なるものなのです。また、ひき肉よりも、実は塊肉を撹拌したもののほうが、口の中で食塊《しょっかい》がほどよく作られるために、飲み込みやすいという利点があります。確かに一手間かかりますが、たくさん作って冷凍保存しておけば、あとは揚げるだけです。

ひき肉よりも、塊肉や薄切り肉で作る理由

ひき肉のお料理は、たいして噛まずに済むので介護食向きですが、口の中でポロポロとまとまらずに砕けていくために、意外に誤嚥の原因になりやすいのも事実です。ですから、先のヒレカツだけでなく、たとえば介護食としてミートコロッケを作る場合なども、ひき肉を買わずに、牛ももの薄切り肉を買ってきて、一度加熱してから、フードプロセッサーで撹拌するのがおすすめです。また、嚥下の状態によっては、パン粉もフードプロセッサーにかけてより細かくしてから使います。市販のパン粉は、粗挽きと細挽きの二種類がありますが、細挽きを選ぶようにしましょう。このように、ちょっとの手間と工夫で、ご本人が「この先もう二度と食べられないだろう」とあきらめていた大好物を、再び食卓に並べてあげることができます。その時のよろこびといったら……。多少面倒だなと思っても、よろこぶ顔を見れば、介護者側の充実感にもつながるはずです。こうした「日常の何気ないサプライズ」こそが、ボケ防止になります。

生のお魚を食べさせるのを、怖がることはありません。

お刺身ならば、まずはマグロからどうぞ

病院や介護施設では、そのほとんどが、お刺身を出してはいけないことになっています。これは、病気の面を気にしてのことではなく、あくまでも衛生上の問題です。食中毒を避けるため、「加熱食が望ましい」と保健所から指導されているのです。だから長期入院していた人が、退院の時に食べたいと思うのは、まずはお寿司であり、お刺身です。今も昔も日本人にとって、お刺身は何よりのご馳走。それなのに、在宅介護でもお刺身をあきらめている人が意外に多いのは残念なことだと思います。介護食としてお刺身を出すならば、まず定番のマグロがおすすめです。マグロは、皆さんも一度は耳にしたことがある、DHA（ドコサヘキサエン酸）の宝庫。2013年に京都大学と長崎大学が、iPS細胞を使った実験により、一部のアルツ

ハイマーのタイプではＤＨＡが病変を抑えることを証明しました。また、先ほどご紹介した必須アミノ酸ロイシンの含有量も、マグロは比較的多いのです（↓25頁参照）。

DHAを多く含む魚●100g中に含まれる量（mg）

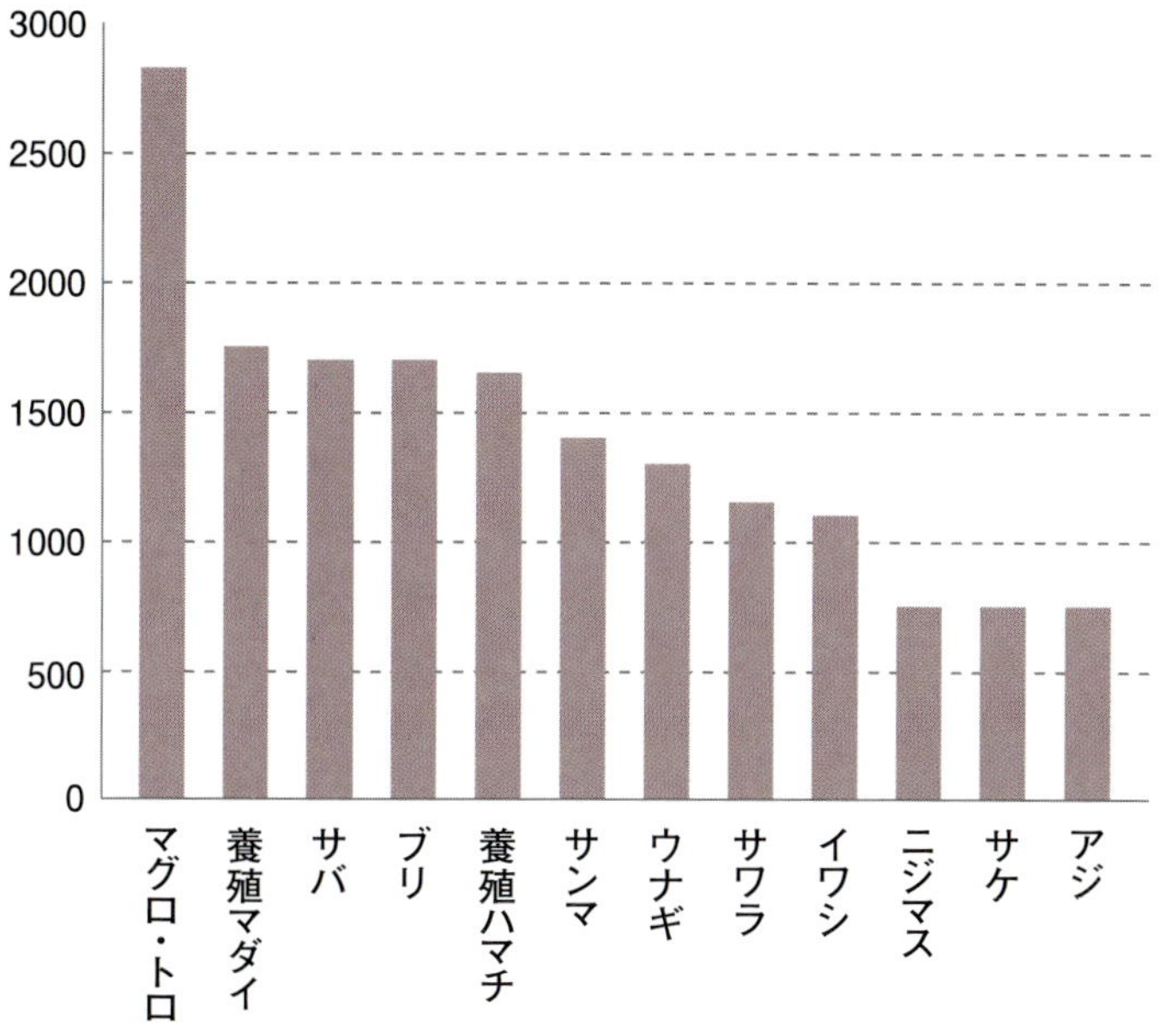

お刺身を食べやすくするコツ

しかしどうしても、お肉よりもお魚のほうが、介護食として出しづらいのは確かです。普通に売られている形状のままだと、つるんと喉に入ってしまい、むせる原因にもなります。というわけで、お刺身は、市販の形状のまま出さないことが大切。マグロやサーモンを柵《さく》で買ってきて、向こうが透けて見えるほど薄く切って出してみましょう。マグロならば、舌とあごで押し潰しても、しっかりとその旨味が味わえるはずです。やわらかくした酢飯で、小さな手まり寿司にするのもいいですね。5ミリ幅くらいの棒状に切っても食べやすいです。また、つけ醤油には、卵の黄身を加えるのがムラカミ流（↓126頁参照）。コレステロールを気にされる方もいますが、コレステロール自体は人間に必要なものですし、最近の研究で、卵は認知症予防になることが証明されています。また、栄養価も上がります。普通のお醤油よりも、とろみが出るため、咀嚼しやすくなるなど、お刺身を黄身醤油でいただくのは、介護食としては一石三丁なのです。

カルパッチョやたたきでアレンジしてもOK

「だけどウチのお母さんは、マグロよりもあっさりとしたイカのお刺身が好物です」という方もいるでしょう。イカは独特のぬめりがあるため、そのままだと誤嚥しやすい食材です。特に市販のお刺身は細長く切られているので危険です。イカの場合は、包丁で細かく叩くかフードプロセッサーで粗く攪拌させましょう。やはりDHAが多く含まれているアジやイワシも、フードプロセッサーで攪拌してたたきにしたものに、さらに叩いてみじん切りにした長芋を加えると、栄養価も粘り気も加わってより介護食向きとなります。時にはオリーブオイルなどで和えて、カルパッチョ風にしても大変食べやすくていいですね。「DHA値は低いかもしれないけど、お刺身ならばやはり白身がいい!」という方もおられるはず。ヒラメなどのお刺身はマグロに比べて身が固いものもあるので、場合によっては、包丁で粗みじんにしてから、熱湯にさっとくぐらせて、氷水に数秒つけて水けを切ってからいただきます。大根おろしとお醤油やポン酢で和えて出せば、上等な一品となります。

小さくちまちま作るよりも、大きくどーんと作るのが良し！

保存がきいて栄養価の高い常備菜を、心と時間の余裕がある時に大量に作る

何度でも言います。介護食を真面目に作るあまりに、介護者のほうが疲れてボーッとしてしまうようでは、良い介護など、続くわけもありません。せっかく在宅で介護を頑張ろう、と思っていても、頑張りすぎて介護者が倒れてしまったら施設に入れざるを得なくなるのですから、「賢い介護食」＝「疲れたな、と思ったらすぐに手抜きをする」と申し上げてもいいくらいです。それには、作り置きのできる常備菜をいくつかストックしておく、ということも作戦のひとつ。本書では、栄養価の高い常備菜であり、家族みんなでごはんの供にしていただける「とろとろ大豆のおやつみそ」（↓86頁参照）、「鶏レバーの艶煮」（↓87頁参照）をご紹介しています。

冷蔵庫で一週間はゆうに持ちます。卵黄と同様、大豆にはリン脂質の一種である「レシチン」という成分が豊富に入っています。このレシチンは、実は我々の脳の中にある神経細胞膜の主成分。アルツハイマー型認知症の原因のひとつとして、アセチルコリンという神経伝達物質の減少があるのは広く知られていますが、レシチンは、アセチルコリンの生成を促す成分でもあります。常備菜を作る時に、レシチンを多く含む食材を意識することで、また一歩、ボケない介護食に近づけます。大豆は粒のまま食べる必要はありません。やわらかく煮てマッシュすると、様々なお料理に応用可能です。レバーも、舌触りが滑らかなレバーペーストなどは、バターの代わりにパンに塗って食べてもいいですね。時間がない時は、お惣菜コーナーで買ってきた焼き鳥のレバーを串からはずして細かく刻むのも良しです。しかし、「とろとろ大豆のおやつみそ」にしても、「鶏レバーの艶煮」にしても、介護食教室で教えるたびに感動の声があがる大人気レシピなのですが、実はお酒のアテにもピッタリなのが玉にキズ。いつのまにか、お父さんが平らげている可能性大です。介護食としてだけではなく、家族みんなの美味しい常備菜として、作りすぎたと思うくらい作っておいても、気が付けばなくなっているはずですよ。

食べてくれないのは、食欲がないからではなく口の中の問題かもしれません。

歯周病がアルツハイマーのリスクを高めるってホント？

私のお料理教室の生徒さんが、先日こんなことを話してくれました。「母は92歳になるまで一本も歯を失いませんでした。昔ながらの粗塩で毎日丁寧に歯を磨いていました」。「ご病気にはなっていないのですか」と伺ったら、「大変健康で物忘れもほとんどありません。認知症と丈夫な歯をキープすることは関係しているかもしれませんね」と仰いました。そのとおり、歯の問題だけではなく、口腔ケアと認知症リスクは切っても切り離せないもののようです。２０１３年、名古屋市立大大学院などの研究チームが、歯周病がアルツハイマー型認知症を悪化させるという研究結果を発表しました。厚生労働省の調査では、65歳以上の高齢者で、自分の歯がほとんどなく入れ歯も使っていない人は、歯が20本以上ある人に比べて認知症になる確率が1．9倍も高いという驚きのデータも発表されています。ボケないためにはまず、口腔ケアが基本です。どんなに美味しい料理を作ったとしても、口の状態が悪ければ楽しめるわけがありませんね。ご本人が上手に歯を磨けない状態になったのであれば、一度、介護ヘルパーさんや、在宅診療を行っている歯医者さんに来てもらい、歯の磨き方をレクチャーしてもらいましょう。割り箸に脱脂綿をつけて磨く方法などもあるようです。

野菜氷を上手に活用すれば口腔ケアにも繋がります

また、胡麻やコーンなど、歯の隙間に入りやすい食材はなるべく避けたほうがいいでしょう。青菜のお浸しなども、やっかいです。スープ類も、細かく刻みすぎた野菜は歯と歯の間に引っかかりやすいので、より滑らかな口当たりに仕上げる必要があります。ペースト状にして製氷皿で凍らせた、ムラカミ考案の野菜氷（↓96頁参照）を使えば、なめらかで栄養価の高いポタージュスープが簡単に作れるのでおすすめです。

（口腔マッサージ）

頬、口唇、舌の動きが悪くなることで、噛んだり飲み込んだりといった動作が難しくなります。口腔マッサージで、定期的に口まわりの体操をしましょう。

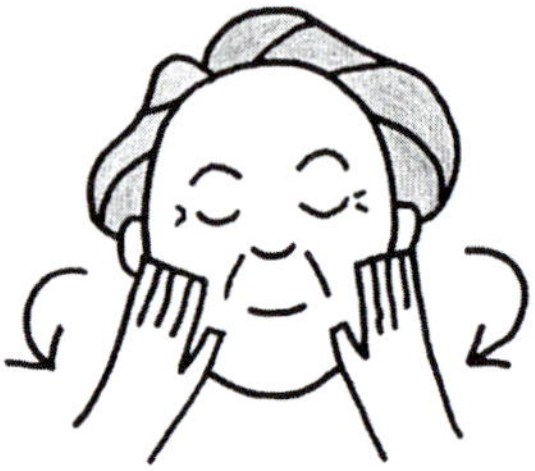

❶頬を、指の腹でゆっくりまわします。

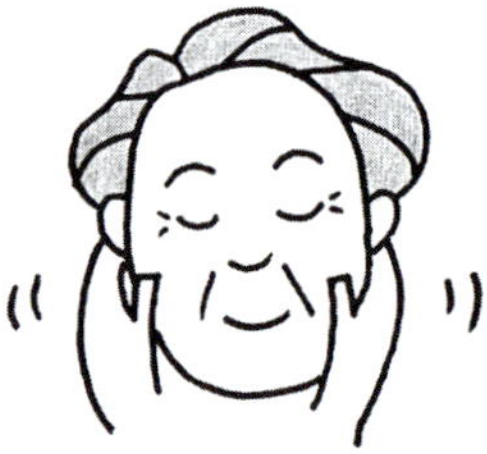

❷耳の下にある唾液腺をまわします。

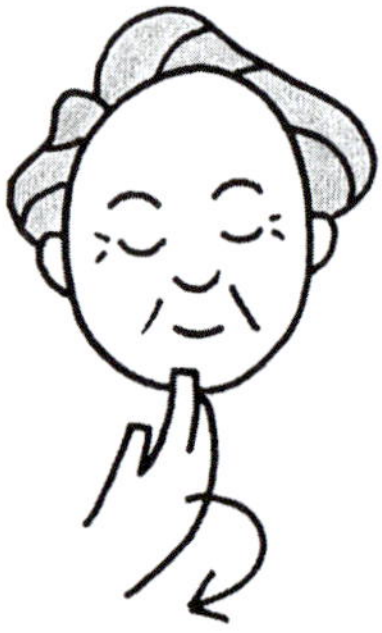

❸あごの先端をまわします。

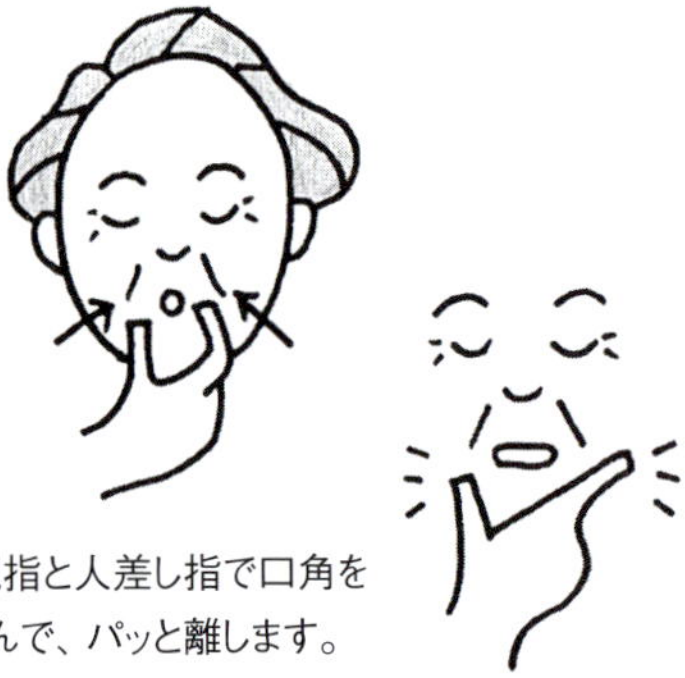

❹親指と人差し指で口角をはさんで、パッと離します。

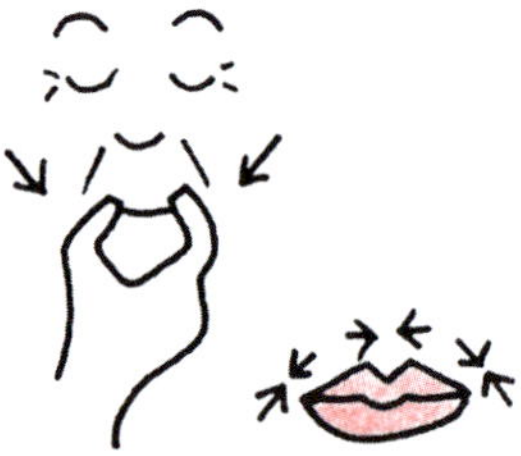

❺親指と人差し指で上唇の真ん中あたりをつまんで、パッと離します。上唇の左側、右側も同様にします。下唇も真ん中、左、右の順に同様に行います。

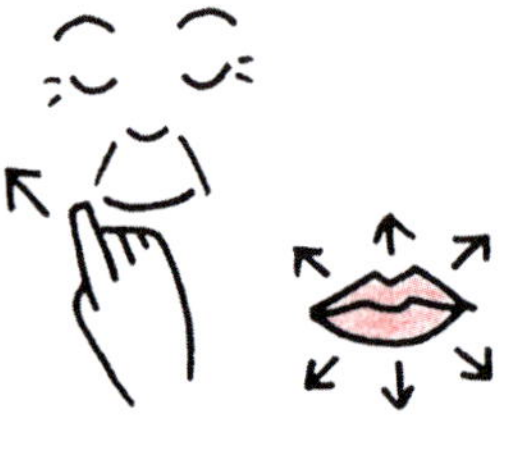

❻唇の縁に指の腹をあてて、外側へ6方向に広げます。

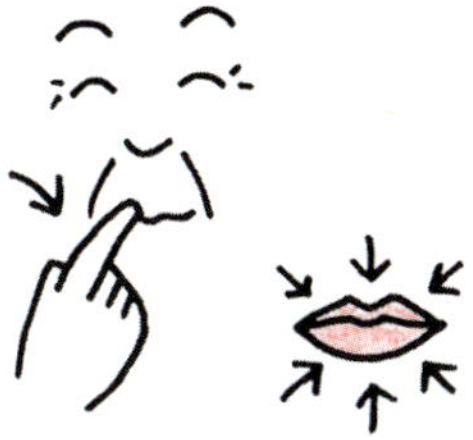

⑦唇の縁に向かって、外側6方向から内側に指をすべらせます。

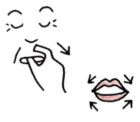

⑧上唇の真ん中あたりから内側に指を入れ、軽く引っ張りながら口角に向かって指をすべらせます。下唇も同様に行います。

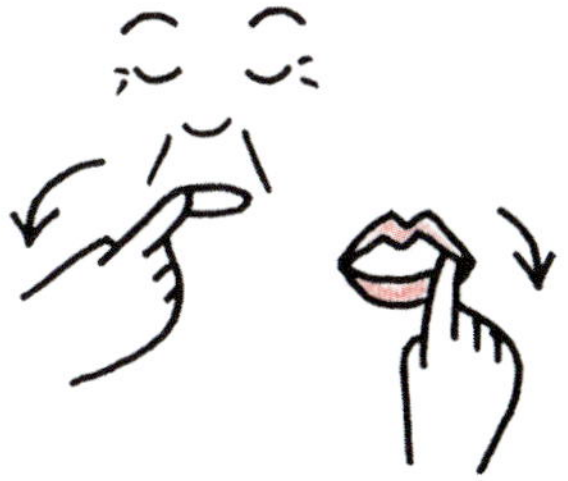

⑨口角から指を入れ、頬をふくらませるように伸ばします。

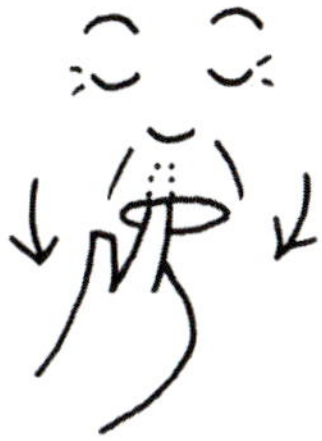

⑩そのまま、指を歯茎に沿って矢印のように動かします。

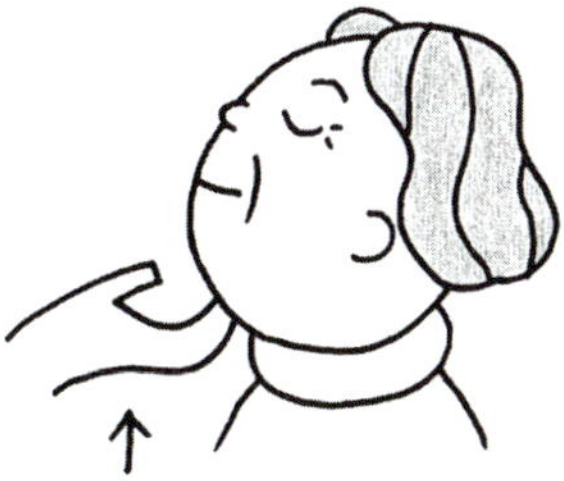

⑪あごの下に指をあて、舌を持ち上げるように押します。

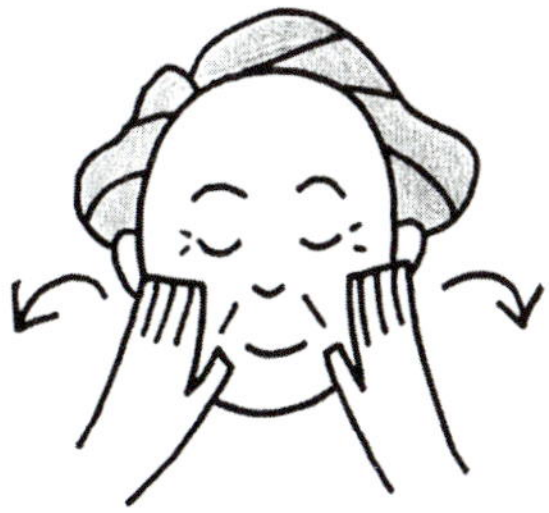

⑫指の腹で頬全体をマッサージします。

毎日毎日が、薄甘〜い味付けでは食べていて楽しいわけがありません。

お年寄りは薄味がいい！　と決め付けないで

なぜ病院食はどれもこれも薄甘い味がするのか？　それは、塩分を控えめに設定している分、他の調味料で味を付けようとするからです。高血圧の方が多いので、そうならざるを得ない背景があるのは仕方がありません。でも、もうひとつ理由があるようです。それは、「高齢者はあっさり味が好き」という思い込み。本当にそうでしょうか？　三つ子の魂百までの諺《ことわざ》ではないですが、味覚は三歳くらいで形成されます。そして、味を感じる舌の組織・味蕾《みらい》は、生後から徐々に増えていき、成人でピークを迎えて約1万個になります。その後は徐々に減っていき、80歳頃には半減します。つまり高齢になるほど、味を感じにくくなるのです。むしろ濃い味付けでちょうどよくなる、ということ。家でも健康のためには塩分控えめに越したことはないでしょうが、先にも書いたように(↓21頁参照)年齢によって何を重視してあげるべきかを考えて介護食を作りましょう。若い世代が「薄甘くって、この味付けでは、ごはんがすすまないわ」と感じたものは、おじいちゃん、おばあちゃんたちにとっては、もっとごはんがすすまない味、ということなのです。

メリハリのある味付けが、認知症予防にもなる

施設で働く介護ヘルパーさんからよくこんな話を聞きます。「時々、おばあちゃんにお化粧をして鏡を見せてあげると、その日は一日とてもシャキッとします」「パジャマで一日過ごしてもらうより、着替えることで元気になります。生活にメリハリが出るのです」。そう、脳に適度な刺激のある生活、つまりメリハリのある生活が、認知症の進行を抑えるのです。食生活とて、同じこと。「高齢者だから」「もうボケちゃっているから」、薄味のほうがいいだろう、なんて、大きなお世話というもの。味付けは、昔から好きだった味そのままに、切り方や食感で変化をつけるのがボケない介護食のポイントです。

もっと「香り」を大切に。消毒薬の臭いの中での食事は台無し。

●塩分を抑えても、薬味のアクセントで食欲増進に

ここまで読まれて、「村上先生はそう言うけれど主治医のお医者様から、塩分控えめと強く言われているし、どうすればいいの？」と悩んでいる方もいらっしゃるかもしれません。食欲が失せてしまった高齢者に食べてもらうための工夫は、他にもいろいろあるはずです。そのひとつが、「香り」です。食べづらいから、面倒くさいから、という理由で薬味をおざなりにしていませんか？　薬味は何も、見た目が美しいという理由だけで使っているわけではありません。和食であれば、生姜や山椒、七味、青じそ、小葱など。洋食であれば、シナモンやクローブ、そしてパセリなどのハーブ類。こうした香りのアクセントが、食欲増進を手助けしてくれます。薬味の良い香りで、「食べたい」という気持ちを引き出してあげるのです。

●介護者が意識して、匂いに敏感になれる環境づくりを

介護施設に行くと、たまに残念に思うのが、施設中がクレゾール系の消毒殺菌薬の臭いで充満していること。衛生上、仕方がないとは言え、この臭いが食堂まで満たされていたら、「食べたい」という気持ちが起こるはずもありません。最近食べてくれないなと思ったら、お部屋の臭いについても一度考えてみてください。特におむつ介護をされている場合は、食べる前には窓を開けて空気を入れ替えるとか、ちょっとした心遣いで、食べることへの意欲も変わります。ローズマリーやバジルなどを多めに買い、食卓に飾りながら使っていくのもいいでしょう。また、アルツハイマー型認知症では、記憶障害よりも先に嗅覚障害が現れるとも言われています。嗅覚野は記憶を司る海馬と非常に近い場所にあり、嗅覚が衰える↓記憶が衰えるという段階を踏むのです。つまり嗅覚への刺激が、認知症予防にもなるということで、アロマテラピーを推奨するお医者様もいるほどです。日頃から、「香り」に敏感な生活を。これもボケない秘訣です。

ボケちゃったら味なんかわからない？　それは大嘘。

●理性は鈍感に、感性は敏感になっていく!?

日本で一番有名な認知症診断〈長谷川式テスト〉。このテストを発明された長谷川和夫先生は、認知症医療における日本の第一人者です。この先生が仰るには、認知症になると、相対的に右脳が優位になるそうです。左脳は理性を司る場所、右脳は感性を司る場所です。記憶や認知機能は主に左脳の機能です。つまり、認知症になると、左脳の機能が低下していくので、相対的に右脳が優位な状態になっていきます。難しい理屈はわからないけれど、快／不快や、直感的な好き／嫌いというのが、より敏感になっていくということです。認知症の初発症状として「味覚障害」というものは、確かにあります。お嫁さんが頑張って作ったお料理を、とにかくけなすお姑さんが、実は嫁イビリではなくて認知症の初期だった、というケースもままあります。

どんなにボケても、美味しいものはわかる

重度の認知症になると、味がまったくわからなくなってしまう？　私は、絶対にそれは違うと考えます。介護関係者の方は、よくこう仰います。「重度の認知症の方には、食べたものを吐き出す行為が見られますが、美味しいと感じたものはあまり吐き出さないようです」。味覚の繊細さが失われていき、自分が今、何を口にしているかがわからなくなることはあるでしょう。しかし、先ほど申し上げた快／不快同様に、美味しい／不味いというシンプルな感覚は、最後まで残るようです。「もう食べられないから胃ろうにしましょう」と病院で提案された人が、自宅に戻るとパクパクと食べ出したという話もよく聞きます。嗅覚同様、介護食作りは五感に働きかける大切なケアの一環。「美味しい」と言ってもらえないと料理の作り甲斐がない、という介護者の気持ちもよくわかります。でも大丈夫、言葉にできないだけで、美味しいものは美味しいと、ご本人も心でわかっているのです。

お料理好きだったお母さんと、一緒に台所に立つ工夫を。

●お料理が大好きだったお母さんには……

今まで台所に立っていたお母さん。家族が、お母さんの異変、つまり認知症の症状に気付くきっかけとして、「料理の段取りが悪くなった」「味がおかしくなった」というケースはとても多いです。そして家族は、「お母さんは、もう味がわからなくなってしまったし、料理は無理だろう」と判断してしまいます。ボケが一番進む状況とは何でしょうか？　それは、「今まで自分がいた場所を、誰かに奪われてしまうこと」なのです。お父さんであれば、退職をきっかけに症状が一気に進行してしまうことがあります。今まで、何十年も続けてきた家族の食事作りを、「もう作らなくていいよ」と家族が奪ってしまったら……これほど悲しく、自己否定をされた気持ちになるものはないでしょう。危ないと思うのであれば、子ども用の、手の切れない包丁とカッティングボードを買って、手伝ってもらうのも手です。また、早いうちに電子レンジやＩＨなど、火を使わない調理器に慣れておいてもらいましょう。

〝子ども扱い〟してはいけません

しかし、子ども用の包丁を持たせたからといって、〝子ども扱い〟するような振る舞いをしてはいけません。先ほど申し上げたとおり、認知症は、右脳優位になっていきます。こちらが思っているよりも、ご本人は「自分がどう扱われているか？」に敏感なものです。たとえば、お嫁さんに対して「お財布を盗った！」「私のごはんに砂を入れた！」などと被害妄想的なことをお姑さんが言うことがありますが、それも、介護する側／される側になってしまった、言わば「人間関係の逆転」から、自分の立場を守るための発言である場合が多いのです。あくまでも、台所の主役はお母さん。こちらは、お母さんから、得意料理を教えてもらうという立場でいろいろ話を訊きながら料理をしてみましょう。すると不思議なことに、食べてくれる量も増えるはずです。

旨味調味料でもお醤油でも、本人がかけたいなら、さあどうぞ！

おだしはきちんと。だけどそこに味の素を振っても良し

ボケない介護食の基本として、私は、おだしはきちんととってほしいと思っています。それは私が長年介護食教室をやってきた経験からです。香りも旨味も、インスタントのものとは格段に違います。「ちゃんとおだしをとったら、食べてくれました」という声が、たくさん寄せられているのです。難しく考える必要はありません。本書では、電子レンジでとる一番だしの方法もご紹介しています（↓92頁参照）。かつお節と昆布さえあれば、お茶を淹れるのと何ら変わらない感覚で（二人分ならたった3分30秒です！）あっという間にできますから、億劫《おっくう》がらずに是非、毎日でもおだしをとってみてください。だけど、もしも本人がそうしたいのであれば、そこに「味の素」を一つまみ入れるのを禁止しないこと。今の70代、80代の多くは、何にでも「味

の素」を振る時代を過ごしてきた人たちです。お刺身にちょっと。お浸しにちょっと。戦後高度成長期、豊かな食卓の象徴が実は「味の素」でした。それを、今さら「自然なものではないから」と止める必要はありません。また、味の素の旨味主成分は、昆布と同様、グルタミン酸です。アルツハイマー型認知症と、脳内のグルタミン酸の減少が関連しているという説もあります。かけたいのなら、どうぞご自由に！　という気持ちで食事を出しましょう。

お醤油の色がついていないと気が済まない人もいる

たとえば、とろろ汁などは食べやすくて滋養があり、素晴らしい介護食になりますが、おだしで白く仕上げると「味がしない！」と怒り出すお父さんがいます。お醤油の茶色＝美味しい色、と刷り込まれている人も少なくありません。そんな時は、「はいどうぞ！」とお醤油サシごと手渡してあげましょう。人にかけてもらうよりも、自分でかけることで、満足感を得られるものです。お醤油サシでかける塩分量などたかが知れています。あまりカリカリせぬように。

一食三品で大丈夫！品数が多ければいいというわけではない。

●ごはん。おつゆ。おかず一品。それだけあれば十分です

食事を楽しんでもらおうと、頑張って何品も作る真面目な介護者さんがいます。確かに、たくさんお皿が並ぶのは、目にも嬉しく、見ているだけで気持ちが華やかになるものです。しかし、認知症になりかけの人にとって、実は、たくさんのお料理が食卓に並ぶことで「疲れる」「不安になる」こともあります。視界から溢れるほどお料理が並ぶと、何から箸をつけていいのかわからなくなり、時として混乱してしまうのです。それになんといっても、介護のはじめの頃はいいですが、途中から介護者さんご自身が疲れてきてしまうはずです。結婚したことがある方なら、新婚当初のことを思い出しましょう。結婚したては張り切って、お料理の本を見ながらダンナ様のために何品も用意していたはず。はたしてそれは、いつまで続いたでしょうか？　品数を減らしたことで、ダンナ様からクレームは入りましたか？　品数をたくさん用意するのは、もしかすると、作り手側の自己満足かもしれません。私は、基本の介護食は、「ごはん。おつゆ。そしておかず一品」でよろしいと考えています。そこに、本書でもご紹介しているような常備菜としてのごはんの供があれば、言うことなしです。

一汁一菜でも、栄養不足にならないコツ

一汁一菜といっても、「ごはんが主体で、おかずが少し」という意味ではありません。それでは栄養が不足してしまいます。低栄養を防ぐためには、栄養価の高い汁物を作ること。また、厳密に気にする必要はありませんが、おかずの目安としては、たんぱく質（肉や魚、卵、豆、豆製品）1に対して、野菜は1．5が理想です。ひとつのお料理に使うたんぱく質が50グラムだとしたら、野菜は75グラムになります。さらに、ムラカミ流ボケない介護食の汁物には、にんたまジャム（↓94頁参照）を一匙入れます。本人だけでなく、家族みんなでにんたまジャム習慣を。

身体の抵抗力を弱らせないために、にんたまジャムをおすすめします。

たまねぎ氷を超えた万能調味料・にんたまジャム

私は2012年、たまねぎ氷というアイディアを世に発表し、これが大ブレイクとなりました。そして2014年、そのたまねぎ氷をさらに進化させたものとして、にんにくとたまねぎをジャム状にした、「にんたまジャム」を発表しました。これは大げさではなく、料理家人生50年の私の集大成と言っても過言でない傑作です。

たまねぎ氷は、氷という性質上、持ち運びが困難でした。その点、にんたまジャムは空いたジャム瓶に入れて、持ち運びが可能です。また、栄養価の面でも、免疫力アップ食材として名高い2つの食材を揃えたことで、たまねぎ氷よりもパワーがあります。高血圧、がん予防、糖尿病改善、ダイエットと、多くの病気予防におすすめしたい一品です。在宅介護は、いかに健康状態をキープできるかがキモになります。高齢で寝たきりになり、食べる量も落ちてくると、当然身体の抵抗力も落ちてきてしまうので、風邪を引いただけで命取りになってしまうことも。にんたまジャムは、スープに入れたり、やわらかく煮た野菜と和えたり、サバ缶と一緒に煮付けたりと、どんなお料理とも相性がいいので、是非いろいろチャレンジしてみてください。そのままスプーンで一匙舐めても、まるでリンゴジャムのような爽やかさで、臭いは気になりません。

にんにくとたまねぎにある成分、ＤＰＴＳにも注目を

にんにくやたまねぎには、ＤＰＴＳ（ジプロピルトリスルフィド）という成分が含まれています。脳の中にある海馬という部分の劣化を防ぐ働きがあると言われ、昨今注目されている成分です。認知症のひとつに、「脳《のう》血《けつ》管《かん》性《せい》認《にん》知《ち》症《しょう》」（認知症全体の2割を占める）というものがあります。これは、脳梗塞や脳出血の後遺症として起こる認知症です。ＤＰＴＳは、このタイプの認知症予防に効果的であることが認められています。

本人も大切ですが、家族の健康も同じくらい大切。介護食作りに疲れていませんか？

ひとりで全部完璧にやるという発想を捨てましょう

最近は、高齢者夫婦が、どちらかを介護する、もしくは、75歳の子どもが、95歳の親を介護するなどといった老々介護のご家庭も急増しています。本書のレシピは、「介護食だからといって、特別なものを作る必要はナシ」というコンセプトに基づいていますから、元気な方が食べても十分に美味しいはずですが、お料理はあくまでも、作り手に活力があるからこそ、できるものです。介護というのは、食事シーン以外にも、様々な場面で体力と気力を使うものです。疲れたと思ったら、公的機関を使うなり、身の回りの人に相談するなり、とにかく「誰か」に手伝ってもらうことです。時には、地元の介護施設に問い合わせ、一時お泊りのシステムを利用してもいいでしょう。介護者ご自身が旅行に出かけたり、ゆっくり眠ったりする休憩の時間も必要なのです。手を抜く・サボる・誰かに頼む。この三つが大切です。昨今は、介護食の宅配サービスも大変充実しています。イザという時に、近所にどんな宅配サービスがあるのか調べておくといいでしょう。

週に一度の外食が、適度な刺激になります

ボケちゃったから、もう恥ずかしくて外食に行けない？　いえいえ、日本人の高齢者のうち、（予備軍も含めると）4人に1人が認知症とも言われる時代（厚労省調べ）。恥ずかしがってどうするのでしょう。状態が良ければ、私は週に一度は外食に連れて行ってあげてほしいと思います。ファミレスでもいいのです。ファミレスならば立派な写真つきのメニューがありますから、本人が何を食べたいのか反応を見ることもできます。何よりも、いつもと違う環境で食べることが脳の刺激となりますし、介護者にとっても良い息抜きとなるはずです。外食に持っていくべき必須アイテムは、とろみ剤とお料理を切るハサミです。融通が利きそうなお店を近所に数軒見つけて、ローテーションを組んでみてもいいでしょう。

一番大切なのは、一緒に食べるよろこび。特別扱いはしないで。

家族と一緒に、同じものが食べたい。それが本音です

介護のための特別な食事は作らないという発想は、作る側だけでなく、作ってもらう側にとってもよろこびとなります。認知症になると、周りは普通に接していても、ご本人はどこかで孤独感や疎外感を感じてしまうものです。特に認知症の初期は、様々な不安症状が現れます。自分だけ特別なものを食べさせられていることで、不安や焦燥感を駆り立てられることもあるのです。もちろん、具材を細かくしたり、とろみをつけるなどの必要はありますが、噛む力が残っているのなら、なるべく家族と同じ献立にしましょう。また、先に食べさせてしまってから、自分は後でちゃちゃっと食べます、という介護者の方もおられますが、できれば同じタイミングで食事介助をしながら召し上がってほしいと思います。そんな心の余裕はな

いと仰るなら、まずは一日に一度、おやつの時間だけでも共有してみてください。

見ていますか？　話していますか？　触れていますか？

介護の世界で昨今話題の、〈ユマニチュード〉という言葉をご存じでしょうか。これはフランス生まれの介護の手法です。「見つめて、話しかけ、優しく触れる」、「命令口調や怒鳴りつけることは決してしない」。これが基本のテクニックです。なんだ、そんなこと……と思われるかもしれませんが、プロの介護者でも、忙しさゆえにできていないことが多いのです。この基本テクニックを続けるうちに、介護する側／される側という意識を超えて、対等の関係として絆を結び直すことができるのだと、考案者のイヴ・ジネストさんは言います。すると暴れたり、食事を拒否するなどの問題行動を起こしていた人が穏やかになるなど、介護がスムーズになるのです。食事の時、目を合わせ、話しかけながら介助をしていますか？「美味しい？」と聞きながら、たまには顔に優しく触れてみてください。攻撃的だった人も、これだけで不思議と変わってくるはずです。

介護の食支援は、子育てと同じです。大切なのは、「待つ」こと。

もう待っていられない！ は誰のためですか？

私は、介護食教室を行う以前より、未就学児童を対象に「ミニシェフクラブ」というチビっ子向けのお料理教室も定期的に開催しています。チビっ子だからといって、子ども扱いはしません。ちゃんと包丁を握らせ、自分で切って自分で味付けをさせて、お料理を作ってもらいます。お母さんは一切手を出さないのが、我が教室のお約束です。後ろで座って、授業参観をしてもらいます。この時の、お母さん方の様子が人それぞれで、実に面白いのです。我が子が切ったものが床に落ちただけで、慌てて拾いに飛び出すお母さん、他の子よりもペースが遅れ気味の我が子に、「何やってるの！」と思わず声が出てしまうお母さん、時には、「もう待っていられません！」と我が子の横に立って、作業を手伝ってしまうお母さんもいます。気持ちは、わかります。でも私は、そのお母さんにこうお話しします。「他の子よりペースが遅くったって構わないじゃないですか。この子は、待てば一人でできるのですから、こちらが待てばいいことなんです」。きっと、このお母さんは真面目な方なのでしょう。だけど、自分のペースにあてはめるのが、良い子育てではないのです。

自分で食べられるうちは、自分で食べてもらいましょう

なぜチビっ子教室のお話をしたかと言えば、介護の現場でも同じことが言えると気づいたからです。「待てない」のは、こちら（介護者側）の勝手な理由であって、本人は本人のペースで一生懸命やっているわけです。お箸は無理でも、スプーンでゆっくり食べられるのであれば、スプーンを奪わずに自力で食べてもらうのが、本来の介護の姿だと思います。おかずをすくうのが無理であれば、たとえば、ごはんだけは、自分ですくって食べてもらい、おかずは先ほどお伝えしたように、目を合わせながら、話しかけながら、時にはお顔に触れながら介助をすればいいのです。「介護」と「お世話」は似て非なるものだと覚えておいてください。

単調な生活だからこそ、ハレとケを。行事をお祝いすることで本人の物語を知る。

節分、ひな祭り、お花見、お誕生日……カレンダーに印をつけて、小さな楽しみを

小さなお子さんがいるご家庭ならともかく、大人しかいない家庭では、日々やることに追われて、とても暦の行事までを追いかけてはいられない、というのが本音だと思います。しかし、その忙しい時代を過ぎて、現役をリタイアした高齢者にとって、小さなよろこびと、季節の移り変わりを感じられるのが、季節ごとの行事ではないでしょうか。いつもは一汁一菜で介護食は十分ですが、時々はこうした暦の行事ごとに、お祝いのハレの食事を作って楽しむのも、脳には良い刺激となります。カレンダーに印をつけて、「来週のひな祭りはちらし寿司を作って食べましょうよ」「来月のお父さんのお誕生日は、何が食べたいですか」と食卓で話題にするのも効果的。

小さな楽しみが、一週間後、ひと月後に待っている。そのワクワクが、生きる気力になります。本人が翌日にすっかり忘れていても、別に構いはしません。

●ちらし寿司も太巻きも、工夫次第で介護食に

介護食教室で、たまにちらし寿司を作って差し上げます。すると、皆さん、「わあ～！　こんなのを作ったら、お母さん、きっとよろこぶわ！」と歓声をあげてくれます。ちらし寿司だって軟飯で作ればいいのです。軟飯に、通常の作り方と同じように寿司酢を入れて、サラダ油をプラスします。油分を加えることで飲み込みやすくなるのです。本書では、ちらし寿司と同じくらいよろこばれる、軟飯の太巻きを紹介しています（↓88頁参照）。お赤飯なら、もち米に普通のお米を混ぜることで食べやすくなります。そこに小豆の缶詰も入れて、お水を多めにやわらかく炊き上げてみてください。お祝いの日のご馳走は、懐かしく楽しかった思い出とともに食べることができるはずです。余裕があれば、昔のアルバムなどを開いて、記憶力を呼び覚ましながらゆっくりとみんなで召し上がりたいものです。

第二章……•村上祥子のボケない介護食 10カ条

第一章でご紹介したお話を踏まえ、ボケない介護食10ヵ条を作りました。
それぞれのポイントを抑え、無理なく楽しく、介護食作りを。

その1 とろみ剤に頼らずに、とろみのあるおかずを作る。

「ホワイトソースやチーズのとろみを利用しましょう。
乳製品を摂れば、カルシウムも補えます。」

「うどんやおそばは、汁ごとやわらかく煮ることで自然なとろみがつきます。」

「片栗粉や上新粉を
使いこなしましょう。
水溶き片栗粉を加えれば、
とろみ剤がなくても
汁物がとろっとします。
また、お肉やお魚を炒める前に、
片栗粉を一振りまぶすと
食べやすくなります。」

「もずくやオクラなど、
粘り気のある食材を使いましょう。
細かく刻んで、
とろみごといただきます。」

「味噌汁に
里芋や長芋を入れて、
ぬめりを利用しましょう。」

「とろみがあるほど食べやすい
というわけではありません。
その人に合った、食べやすい
粘度を探してください。」

「外食時は、市販の
小分けタイプのとろみ剤を
持ち歩くと便利です。」

その2 「数字」よりも、「美味しさ」を重視する。

「在宅介護だからこそ、
食べられる味があります。
病院食にならって薄味にしたり、
ミキサー食にするのではなく、
ご本人の状態に合わせた
食事を作ってください。」

「塩分、糖分、カロリー……
後期高齢者の健康管理のために、
細かな数字にこだわるのは
やめましょう。
美味しくないものを食べる
ストレスのほうが、
はるかに健康リスクになります。」

「一日30品目を意識するのは
やめましょう。
献立の全体のバランスを見て、
野菜とたんぱく質が
きちんと摂れていれば大丈夫です。」

「どれだけ栄養素にこだわっても、
食べてくれなければ元の木阿弥。
本人が食べたいもの、好きなものを
知っておくことが重要です。
思い出の料理なども、会話の中から
上手に聞き出しましょう。」

「たくさんのおかずを並べなくても、
一汁一菜で十分。
その分、栄養価の高い汁物を
用意しましょう。」

「お醤油やポン酢は、
ご本人にかけたいだけ
かけさせましょう。」

「高齢者だから和食が好き、
高齢者だから薄味が好ましい、は
思い込みと心得ましょう。」

その3

揚げ物を味方につける。

「揚げ物を
上手に食べることで、
栄養失調予防になります。」

「揚げ物の香ばしい匂いは、
食欲を刺激します。
食欲がない時こそ、
天ぷらやカツを
出してみましょう。」

「野菜類の天ぷらは、
一度野菜を蒸して、
やわらかくしてから
揚げましょう。」

「衣がむせやすいので、
パン粉は目の細かいものを
使いましょう。
嚥下状態によっては、
さらにフードプロセッサーに
かけることをおすすめします。」

「ひき肉は口の中で
ポロポロと崩れるため、
飲み込みづらいようです。
塊肉を細かく刻んで成型して
揚げるようにしましょう。」

「食べる時は、
細かく刻むこと。
大根おろしで和えたり、
卵とじにしたり、
そばやうどんのつゆに
浸して、衣をしっとりと
させるひと工夫を。」

その4 缶詰や常備菜で栄養管理。

「たまには、
おかゆと常備菜だけで
一食を済ませても大丈夫。
罪悪感を持つ
必要はありません。」

「介護に疲れた……と思ったら、
頑張りすぎず、
手抜きをしましょう。
そのために、缶詰や常備菜で
手軽に摂れる「栄養」を
確保しておくことが大切です。」

「缶詰は、食材や味付けなど、
バリエーションが豊富です。
気になるものを
ストックしておきましょう。」

「実は、お肉より
食べづらいのが、お魚。
サバ缶、シャケ缶などの缶詰は、
骨までホロホロに
やわらかくなっているため、
比較的食べやすいです。」

「魚の煮付けは、
缶詰を使うと、
やわらかく仕上がります。」

「ごはんの供は、
大豆など栄養価の高い
食材で作りましょう。
毎日少しずつ食べることで、
栄養バランスがアップします。」

その5

「見た目」「香り」「温度」をおざなりにしない。

「香りや見た目の工夫で、
「美味しそう」と思わせることが、
食欲を引き出す第一歩です。」

「「ボケちゃったから、
何を出しても
どうせわからない」
ということは、
決してありません。」

「おかゆにお薬を混ぜて
出していませんか?
かすかな薬の臭いでも、
食べる気は急に失せます。」

「季節感があるものを
取り入れて、
彩りをよくしましょう。」

「薬味やハーブで、
メリハリのある
献立を心がけましょう。」

「高齢者はカレー味も大好きです。
料理に振りかけるタイプの
カレーパウダーを
常備しておくと便利。」

「料理が冷めてしまうと、
味も薄く感じるもの。
温かいメニューは、
できるだけ温かく。」

「盛り付けも大切です。
施設の真似をして
プラスチックの容器に
入れると、それだけで
不味そうに見えてしまいます。」

その6

一日三食、きっちり食べなくてもいい。

「元気な頃の生活ペースを、
なるべく尊重するようにしましょう。
一日三食を習慣にしてきた人に、
一日三食を強いるのは酷です。」

「食べたい時、食欲がある時に
食べてもらいましょう。
食欲のない日や、味の好みが
合わないこともあります。
一食抜いたからと言って、
すぐに健康を
害することはありません。」

「無理に三食
食べさせようとすれば、
かえってストレスになったり、
迷惑をかけまいと
我慢してしまうことも。
意思の疎通を心がけましょう。」

「高齢になると、
喉の渇きに鈍感になります。
水分補給は
こまめに気にかけてください。」

「高齢になると、
消化液の分泌量が減るため、
消化に時間がかかることを
知っておきましょう。」

「同じ調理法、同じ食材が
続かないように意識し、
栄養バランスをキープしましょう。
ご本人の食欲にもつながります。」

その7

フードプロセッサー、電子レンジ、圧力鍋を億劫がらない。

「お肉やお魚は、
フードプロセッサーで
撹拌すると、
介護食のレパートリーが
ぐんと広がります。」

「包丁で皮むきから
みじん切りまでこなし、
お鍋でコトコトやわらかくなるまで
煮るのも立派ですが、
それと愛情は別のお話。
近頃は、便利な調理器具が
たくさんあります。
億劫がらずに新しい家電にチャレンジを！」

「家族と別に
軟飯や全粥を用意するなら、
お鍋で炊くより
電子レンジが便利です。
圧力鍋でまとめて炊き、
数日分を保存するのも
おすすめです。」

「圧力鍋の
加熱時間を変えることで、
家族用と介護食を
同じ鍋で作ることができます。」

「家電を上手に使うことは、
時間や体力の節約になります。
介護食作りも、食事の介助も、
心にゆとりを持つことから。」

「節約してできた時間は、
コミュニケーションの
時間にあてましょう。」

その8

一日二個の卵で認知症予防。

「卵は、認知症予防になることが
証明されています。
コレステロールも、
人間の体に必要なもの。
邪魔者ではなく、
強い味方と心得えましょう。」

「お刺身を食べる時は、
醤油に黄身を混ぜることで、
とろみがついて食べやすく、
また栄養価もアップします。」

「サラダや和え物にも
黄身をプラスし、
とろみを利用しながら
賢く摂りましょう。」

「卵フレーク（→99頁参照）を
常備すれば、
煮物やごはんにふりかけて、
いつでも卵が摂れます。」

「温泉卵は、
冷蔵庫で一週間保存が可能です。
一つ一つ作るのは手間なので、
一度にたくさん作って
保存しましょう（→98頁参照）。
かけつゆでいただいたり、
お浸しなどに混ぜても食べやすくなります。
軟飯に混ぜれば、卵かけごはんにも。」

「卵は、ふわふわのオムレツや、
やわらかい茶碗蒸しなど、
調理法や火加減で、
食べやすい食感になります。
ぜひ家族と同じメニューを
出してあげましょう。」

「プリンやアイスクリームなど、
おやつでも卵を摂る工夫を
（→116頁参照）。」

その9

一日一回は乳製品を摂る。

「牛乳は
そのまま飲むよりも、
スープにしたり、紅茶に入れて
温かくして飲みましょう。」

「ほろほろ崩れる
クリームチーズや
カッテージチーズも、
介護食向きです。」

「牛乳や乳製品の
摂取量が多いほど、
アルツハイマー型認知症の
リスクは低下します。
積極的に摂りましょう。」

「野菜氷（→96頁参照）を
とかして、
牛乳を加えて温めれば、
簡単にポタージュスープが
できあがります。
ブロッコリー、にんじん、トマトなど、
いろいろな野菜氷を
ストックして、ポタージュスープの
レパートリーを広げましょう。」

「とけるチーズは、
お料理にコクがプラスされ、
さらにとろみがつくので
食べやすくなります。」

「温めたヨーグルトは、
便秘の改善にも。
ムラカミ流〈ウォームヨーグルトと
グラノーラ〉（→120頁参照）が
おすすめです。」

その10 にんたまジャムで食欲増進&免疫力アップ。

「にんにくとたまねぎの旨味が
凝縮したにんたまジャムは、
一匙入れるだけでコクがアップ。
スープや煮物、カレーなど、
万能調味料として活用しましょう。」

「まずは
体力の維持が大切です。
免疫力アップに、
家族みんなで一日二匙の
にんたまジャムを
心がけましょう。」

「お刺身の黄身醤油に混ぜれば、
さらに栄養価がアップします。」

「にんたまジャムの
ほんのりとした甘みは、
お砂糖の代わりにもなります。
ヨーグルトなどに
混ぜるのもおすすめです。」

「マヨネーズに一匙混ぜて
ドレッシングにすれば、
サラダの風味が倍増し、
野菜の淡白な味が
嫌いな方でも、美味しく
召し上がっていただけます。」

「冷奴や湯豆腐には、
おろし生姜＋お醤油や
ポン酢とともに、
にんたまジャムを混ぜた
タレをつけて出しましょう。」

「一日二匙以上食べても、
マイナスにはなりません。
とろみ剤の代わりや
栄養バランスを整えるため、
また食欲増進のためなどに、
日頃から作り置きをしておきましょう。」

電子レンジ　ワット数別加熱時間早見表

500W	600W	700W
40秒	30秒	30秒
1分10秒	1分	50秒
2分20秒	2分	1分40秒
3分40秒	3分	2分30秒
4分50秒	4分	3分30秒
5分20秒	4分30秒	4分
6分	5分	4分20秒
7分10秒	6分	5分10秒
8分20秒	7分	6分
9分	7分30秒	6分30秒
9分40秒	8分	6分50秒
10分50秒	9分	7分40秒
12分	10分	8分30秒
13分10秒	11分	9分30秒
14分20秒	12分	10分20秒

◆1カップ＝200㎖、大さじ1＝15cc、小さじ1＝5cc。
ただし、米は1カップ＝160g、大豆は1カップ＝125gです。

◆電子レンジの加熱時間は、600W使用時の目安時間です。ご使用の電子レンジが500W、または700Wの場合は、「ワット数別加熱時間早見表」をご参考ください。
弱キー使用の指示がある時は、その内容に従ってください。また、電子レンジの機種や材料の切り方、使用する調理器具によって加熱時間は異なりますので、様子をみながら加減してください。

第三章……簡単。美味しい。これを我が家の定番に！

ムラカミ流　ボケない介護食レシピ

ムラカミ流　介護食の基本❶

ごはんを炊く

主食のごはんは、状態や体調に合わせて全粥や軟飯を用意しましょう。ただし、噛む力が残っているのであれば、普通に炊いたごはんでも大丈夫。あんをかけたり、スープを添えるなどのひと工夫を。大豆やレバーで作るごはんの供は、食がすすむのはもちろん、栄養をプラスする意味でもおすすめです。

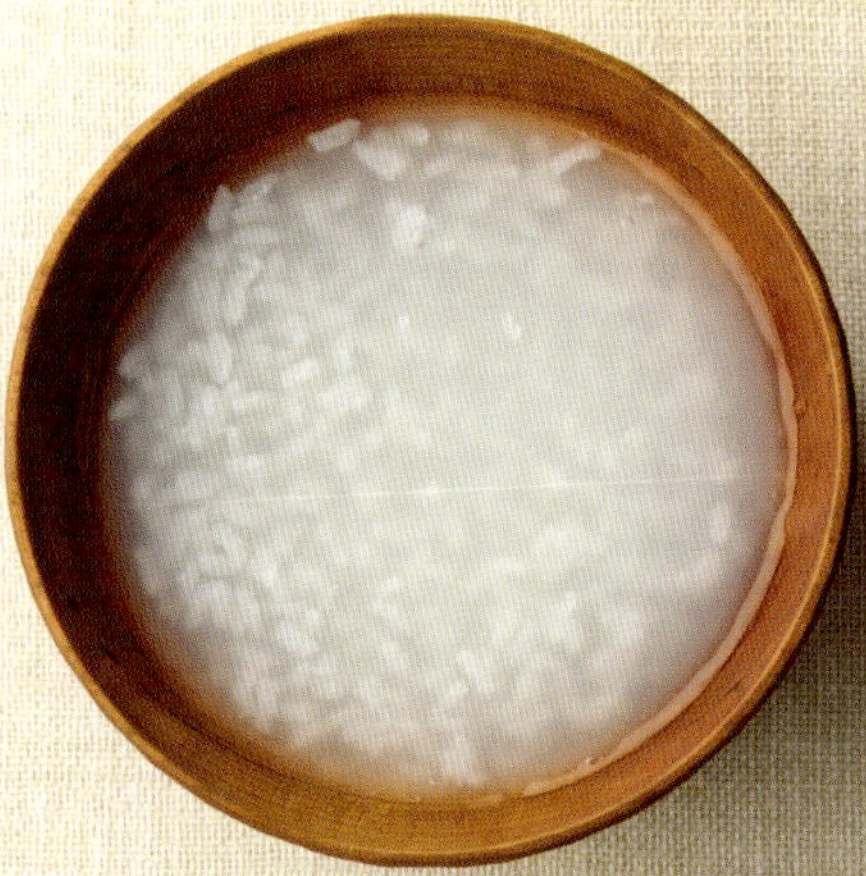

全粥　米1：水5

作り方
85ページ

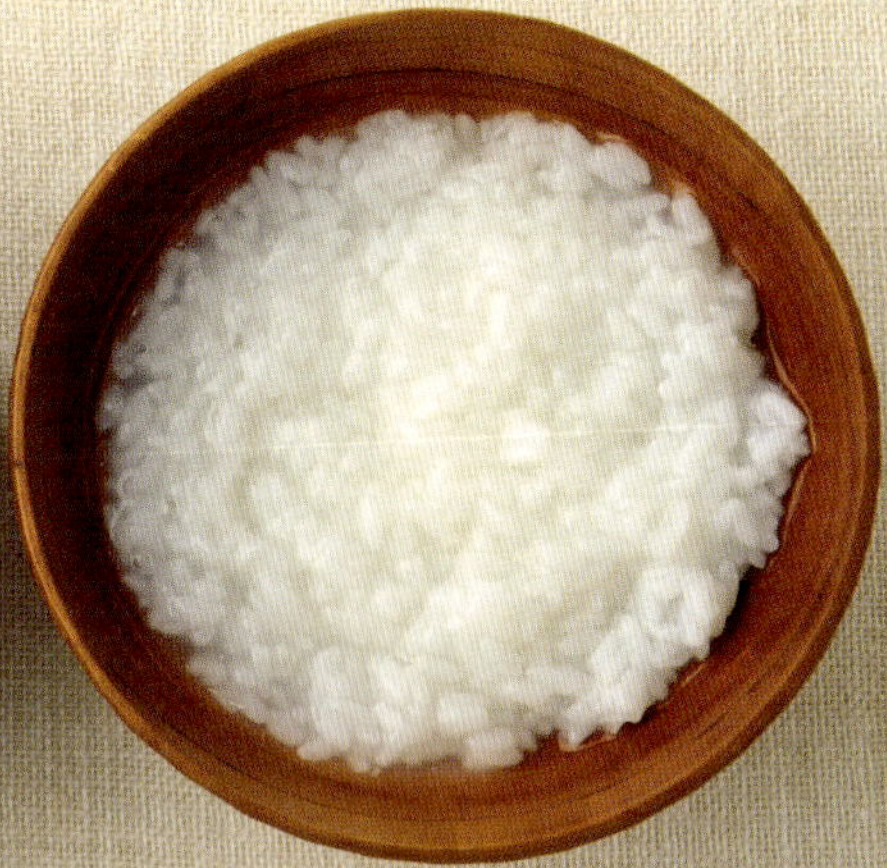

軟飯　米1：水2

作り方
84ページ

鶏レバーの艶煮

作り方
87ページ

とろとろ大豆のおやつみそ

作り方
86ページ

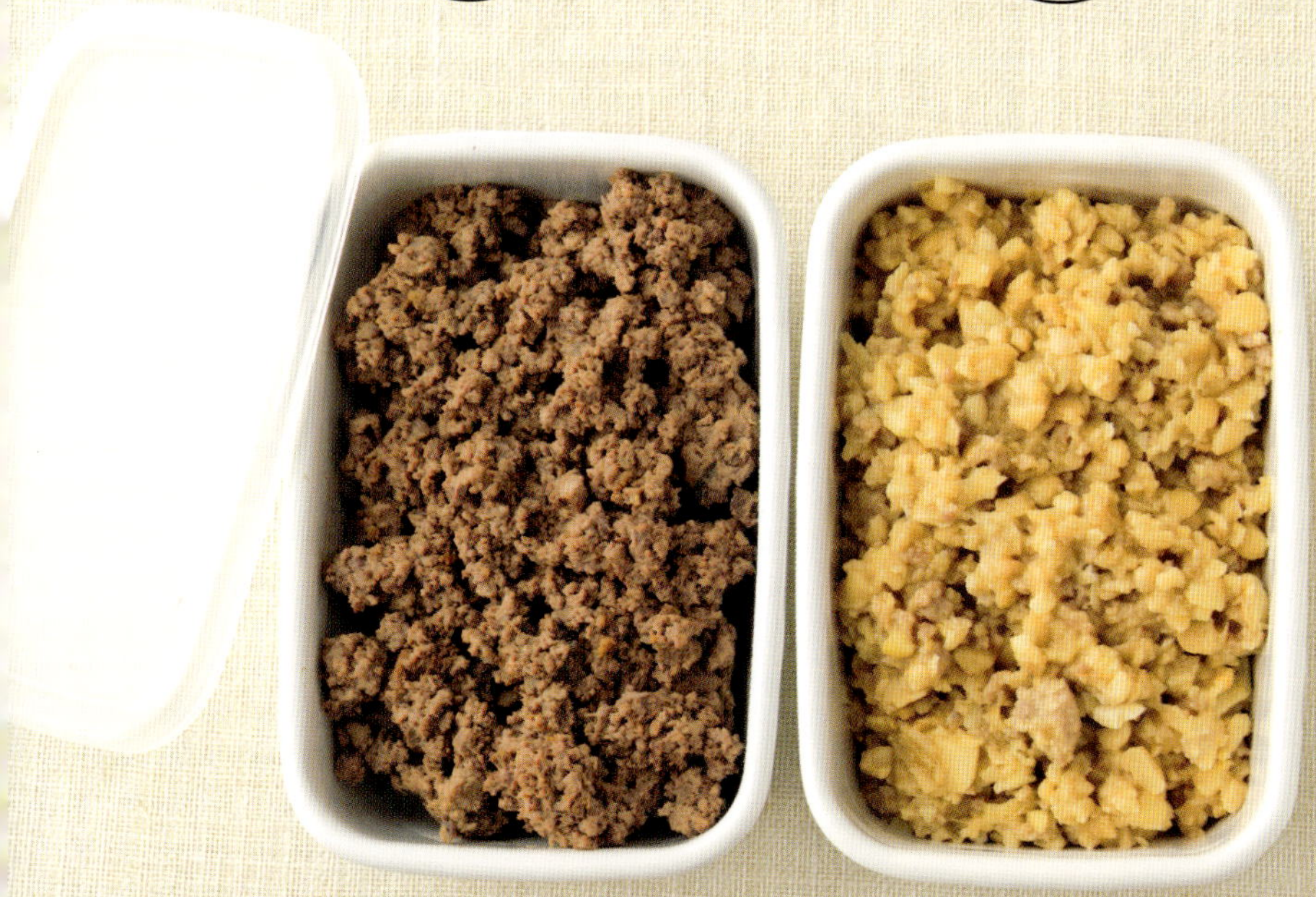

軟飯

電子レンジで米から炊く

材料（2人分・できあがり300g）

米…90g

水…240mℓ

作り方

1 米は洗い、ざるにあげて水けを切る。耐熱ボウルに入れて分量の水を注ぎ、15分おく。

2 両端を5mmずつあけてラップをかけ、電子レンジで沸騰するまで5分加熱する。

3 沸騰したらタイマーの時間が残っていても弱キー（150〜200W）に切りかえ、15分加熱する。ラップをかけたまま10分蒸らす。

注 意

※電子レンジで炊く場合は、中の様子が確認できるように、ガラス製などの透明な耐熱ボウルを使ってください。

電子レンジでごはんから炊く

材料（2人分・できあがり300g）

ごはん…190g

水…140mℓ

作り方

1 耐熱ボウルにごはんと分量の水を入れ、両端を5mmずつあけてラップをかける。

2 電子レンジで沸騰するまで3〜4分加熱し、沸騰したらタイマーの時間が残っていても弱キー（150〜200W）に切りかえて5分加熱する。ラップをかけたまま10分蒸らす。

圧力鍋でまとめ炊き

米1：水2を圧力鍋に入れ、加圧後、弱火で1分加熱し、火を止める。

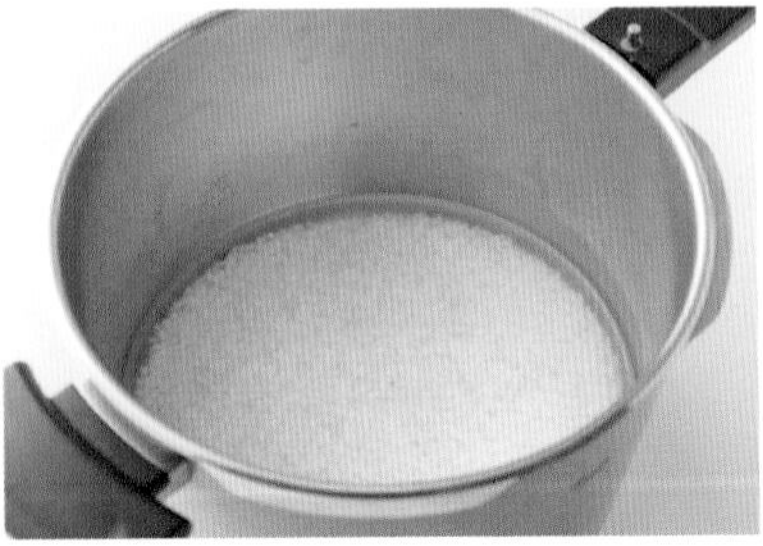

写真は米1カップ（160g）、水2カップ

全粥

電子レンジで米から炊く

材料（2人分・できあがり300g）

米…50g

水…1と½カップ

作り方

1 米は洗い、ざるにあげて水けを切る。耐熱ボウルに入れて分量の水を注ぎ、15分おく。

2 両端を5㎜ずつあけてラップをかけ、電子レンジで沸騰するまで4分加熱する。

3 沸騰したらタイマーの時間が残っていても弱キー（150〜200W）に切りかえ、15分加熱する。ラップをかけたまま10分蒸らす。

注 意

※電子レンジで炊く場合は、中の様子が確認できるように、ガラス製などの透明な耐熱ボウルを使ってください。

電子レンジでごはんから炊く

材料（2人分・できあがり300g）

ごはん…105g

水…260㎖

作り方

1 耐熱ボウルにごはんと分量の水を入れ、両端を5㎜ずつあけてラップをかける。

2 電子レンジで沸騰するまで3〜4分加熱し、沸騰したらタイマーの時間が残っていても弱キー（150〜200W）に切りかえて5分加熱する。ラップをかけたまま10分蒸らす。

圧力鍋でまとめ炊き

米1：水5を圧力鍋に入れ、加圧後、弱火で10分加熱し、火を止める。

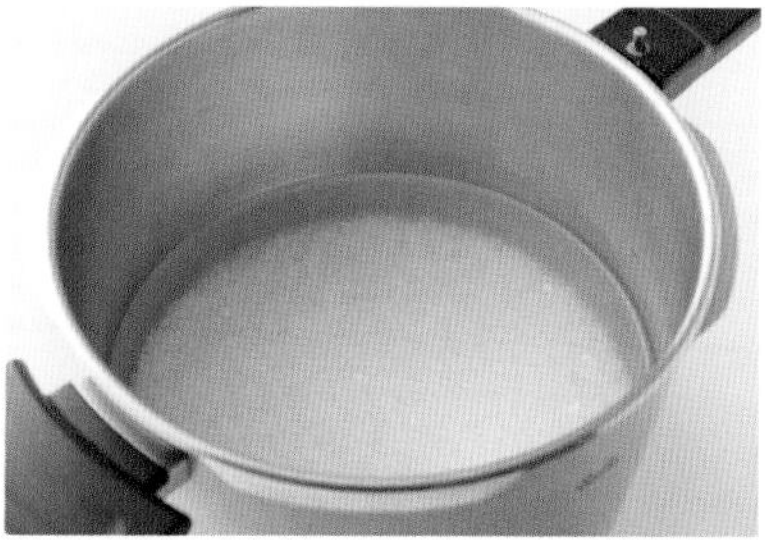

写真は米1カップ（160g）、水5カップ

ごはんの供で
栄養アップ!

とろとろ大豆のおやつみそ

材料（10食分・できあがり500g）

大豆（乾燥）…1カップ（125g）

熱湯…2カップ

豚ひき肉…100g

A

みそ…30g

みりん…30g

砂糖…15g

しょうが（皮付き・みじん切り）…15g

作り方

1 ボウルに洗った大豆を入れて熱湯を注ぎ、豆が十分ふくらむまで1時間おく（ⓐ）。水を切って、フードプロセッサーで粗いみじん切り（挽き割り）にする（ⓑ）。戻し汁はとっておく。

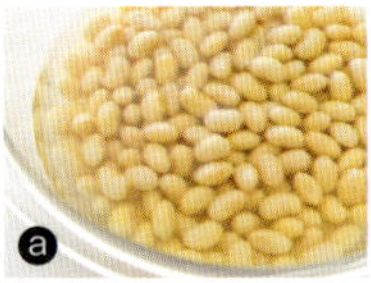
ⓐ

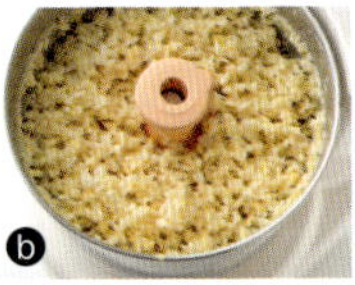
ⓑ

2 圧力鍋に大豆と戻し汁、ひき肉を入れ、ふたをして火にかける。加圧後、弱火で5分加熱し、火を止める。

3 圧が下がったらふたを取り、Aを加え、ふたをせずに中火で煮汁が4分の1になるまでかき混ぜながら煮る。

※ふた付き容器に移して冷まし、冷蔵で1週間、冷凍で1ヵ月保存可能。

鶏レバーの艶煮

材料（8食分・できあがり400g）

鶏レバー…500g

塩…小さじ1

A

- 砂糖…大さじ2
- みりん…大さじ2
- 醤油…大さじ2
- みそ…大さじ1
- しょうが（皮付き・薄切り）…30g

◎介護食用

鶏レバーの艶煮（そぼろ状）…50g

艶煮の煮汁…小さじ2

水…小さじ2

トロミアップエース…小さじ⅓

作り方

1 レバーは脂と筋を除きながら一房ずつ切り離し、ボウルに入れる。塩をふって手でもんでぬめりを落とし、水洗いしてざるにあげる。

2 鍋に1を入れ、水をひたひたに注ぎ、強火で加熱する。煮立ったらざるにあげ、再度ため水でゆすぐ。鍋についたアクを洗って拭く。

3 2を鍋に戻し、Aを加えて火にかける。煮立ってきたら、へらで混ぜながら煮汁が少なくなるまで煮つめて火を止める。

4 できた艶煮をフードプロセッサーでそぼろ状にし、ボウルに50gを取って煮汁、水を加え、トロミアップエースを加えて混ぜてとろみをつける。

※とろみ剤はトロミアップエース（日清オイリオグループ株式会社）を使用。ほかの商品を使用の際は、分量は各パッケージの表示に従ってください。

※ふた付き容器に移して冷まし、冷蔵で1週間、冷凍で1ヵ月保存可能。余った艶煮は家族用に、そぼろにせずに保存しても。

軟飯を
アレンジ!

太巻き

材料(2人分)

軟飯…300g

サラダ油…小さじ1

すし酢

- 酢…大さじ1と⅓
- 砂糖…大さじ1と⅓
- 塩…小さじ⅓

野沢菜漬け…40g

たくあん…20g

カニ風味かまぼこ…3本

A

- 溶き卵…1個分
- 砂糖…小さじ2
- 塩…2つまみ

焼きのり…全形2枚

作り方

1 軟飯にサラダ油と〈すし酢〉を混ぜる。

※軟飯は水分が多いため、サラダ油を混ぜてくっつきを防ぐことで、食べやすく、のりも破れにくくなります。

2 野沢菜漬け、たくあんは細かなみじん切りにし、野沢菜漬けは汁けを絞る。カニ風味かまぼこは縦半分に裂く。

3 耐熱ボウルにAを入れて混ぜ、ふんわりとラップをかけて電子レンジで30秒加熱する。取り出して泡立て器で混ぜ、ラップをせずに再び電子レンジで30秒加熱し、泡立て器で混ぜる。

4 30×30cmのラップを広げて焼きのりを1枚のせ、のりの向こう側4cmを残して1の半量を広げる。中央に帯状に2、3各半量をのせて、ラップごと手前からくるくると巻く。同様にしてもう1本作る。そのまま2〜3分なじませ、ラップをはずして食べやすい大きさに切る。

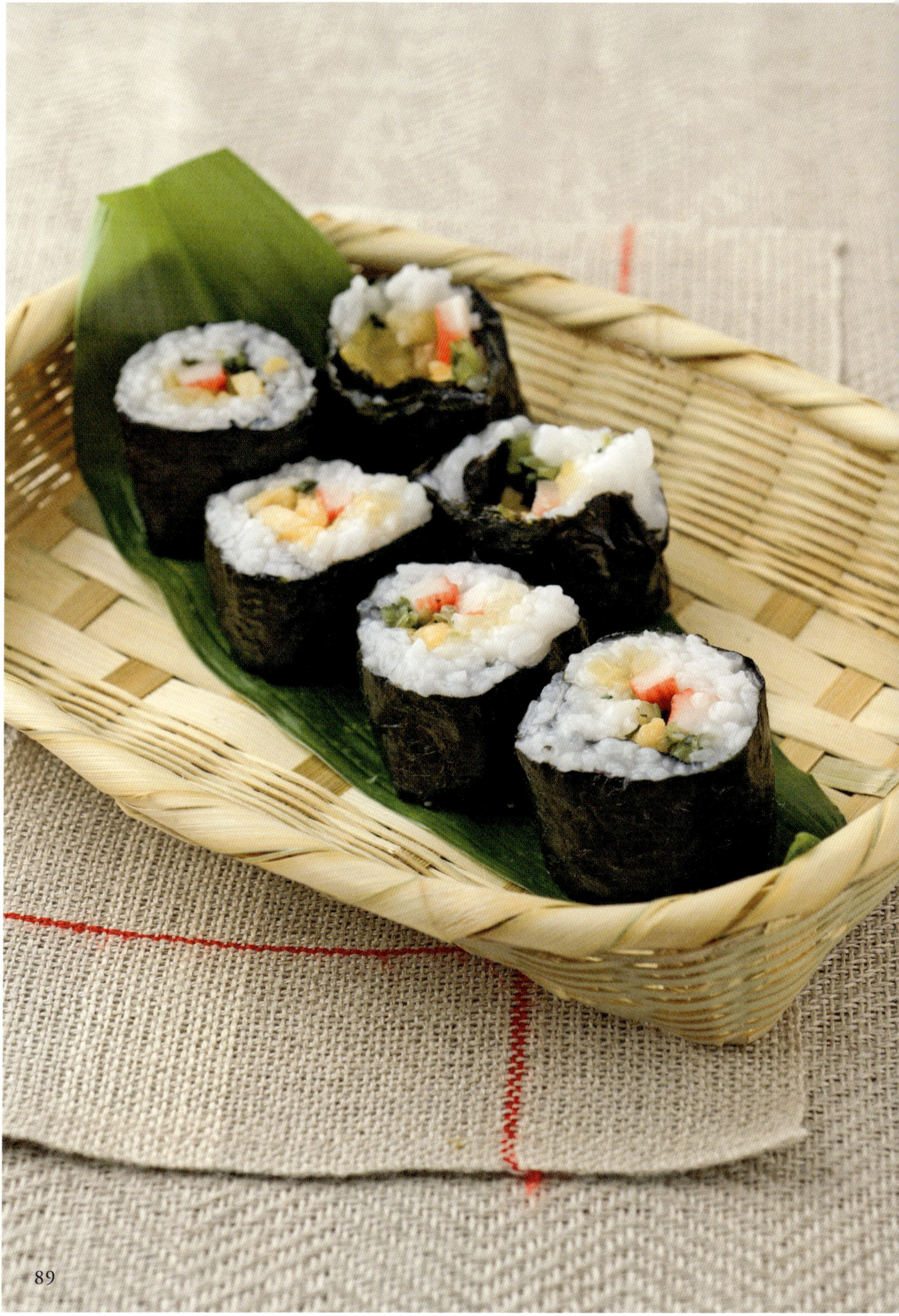

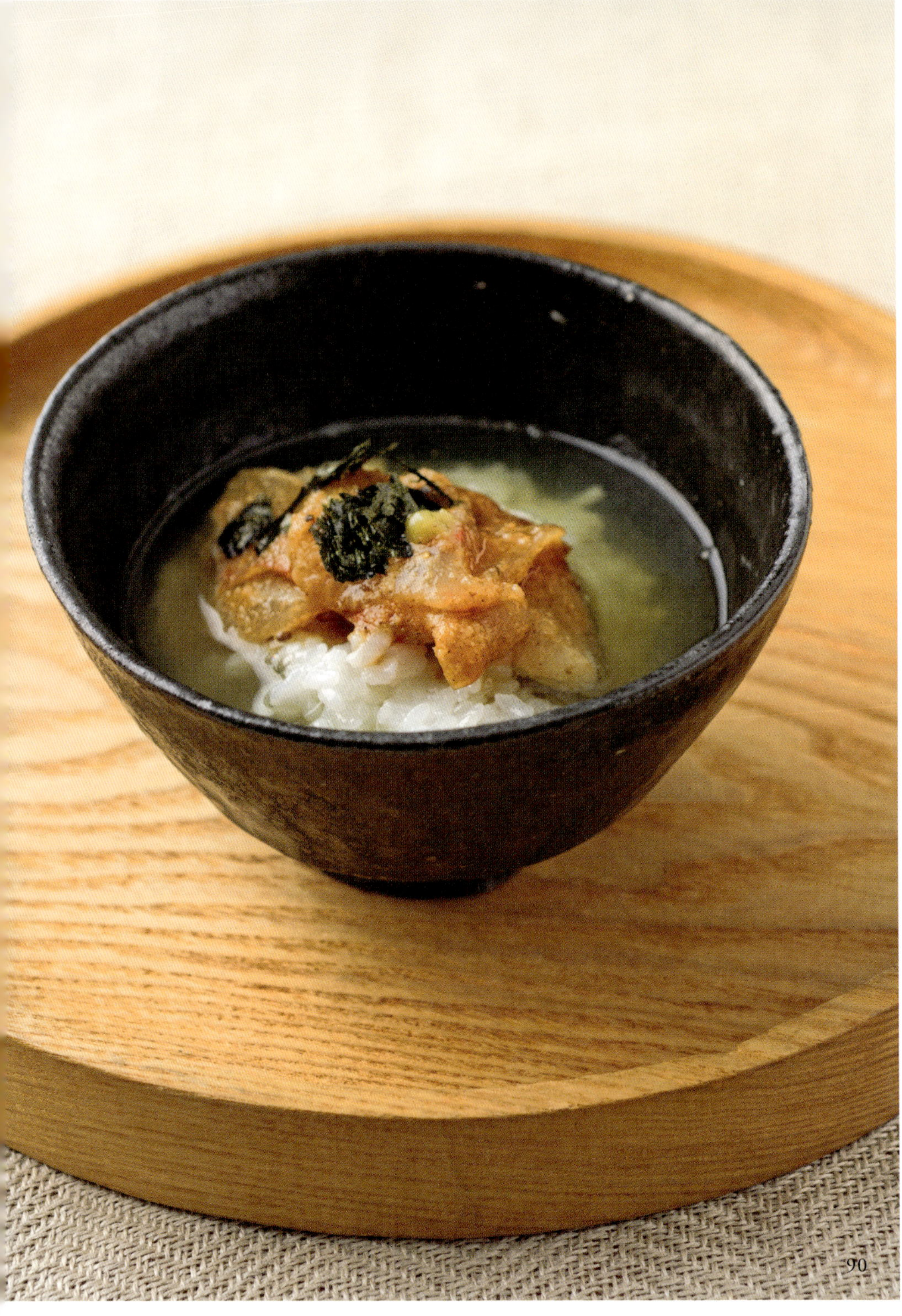

軟飯を
アレンジ!

鯛茶漬け

材料（2人分）

軟飯…100g

鯛（刺身）…60g

A

- 醤油…小さじ1
- みりん…小さじ1
- 砂糖…小さじ1
- すりごま（白）…大さじ1

味付けのり…1枚

練りわさび…少々

熱いお茶…適量

作り方

1 すりごまをすり鉢ですりつぶす。

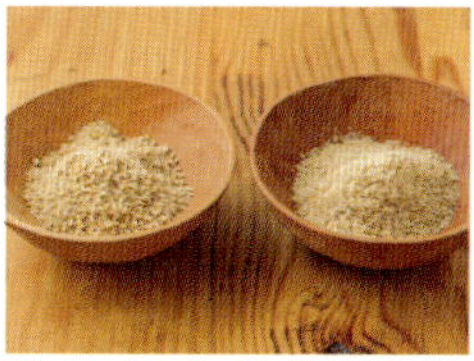

市販のすりごまには粒が残っているものがあるので（左）、すり鉢で丁寧にすりつぶすこと。

2 ボウルにAを合わせ、鯛の刺身を加えて和える。

※白身でも鯛の身は比較的やわらかく、あごと舌の力だけで簡単に切れます。

3 丼に軟飯を盛り、2をのせ、ちぎったのり、わさびを添え、熱いお茶をかける。

たまには
普通に炊いた
ごはんで

焼き飯とおいしいおつゆ

材料（2人分）

温かいごはん…150g
焼き豚（薄切り）…40g
溶き卵…2個分
パセリ…1本
塩、こしょう…各少々
サラダ油…小さじ2
一番だし…適量

作り方

1 焼き豚とパセリは細かなみじん切りにする。
2 フライパンを温め、サラダ油を流す。焼き豚を炒め、溶き卵を流し入れる。
3 ごはんを加えてパラパラになるまで炒め、塩、こしょうで調味し、パセリを加えて火を止める。
4 器に盛り、だしを少しずつかけながらいただく。

◎電子レンジでとる一番だし
（できあがり300mℓ）

耐熱容器に水350mℓ、3㎝角の昆布2枚（4g）、削りがつお小1パック（2.5g）を入れ、ラップをせずに電子レンジで3分30秒加熱し、茶濾《こ》しで濾す。

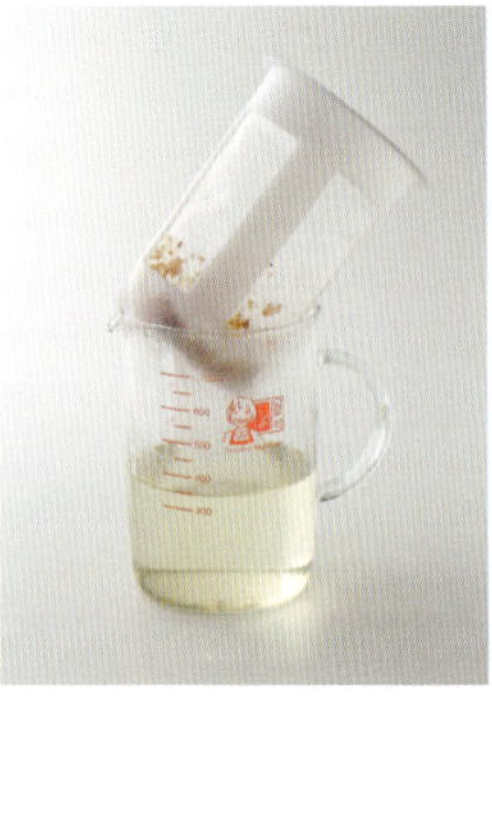

便利グッズも活用しましょう。
（村上祥子のだしポット
／iwaki
品番K7005D-MU）

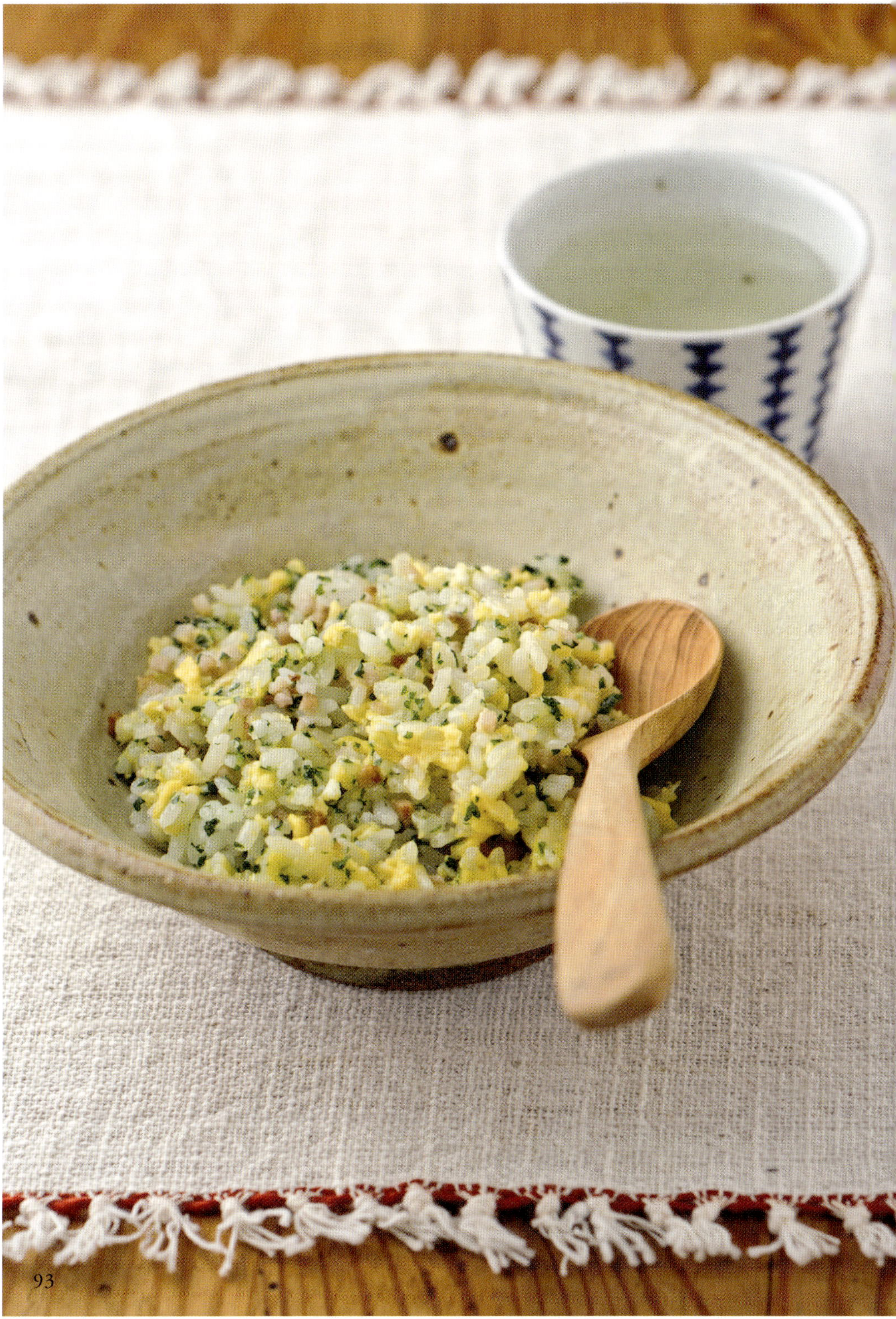

ムラカミ流　介護食の基本②

常備菜を賢く使う

繊維が多くて食べづらい野菜はペースト状に、肉や魚や卵はフレークにして、毎日の献立に活用しましょう。

にんたまジャム

材料（できあがり460g・大さじ25）

たまねぎ…2個（正味500g）

にんにく…1個（正味100g）

水…½カップ

パルスイート（カロリー90%カット）

…20g（砂糖の場合は60g）

レモンの搾り汁…大さじ2

使い方

煮物や汁物に入れる。やわらかく煮た野菜や、魚の缶詰などと和える。

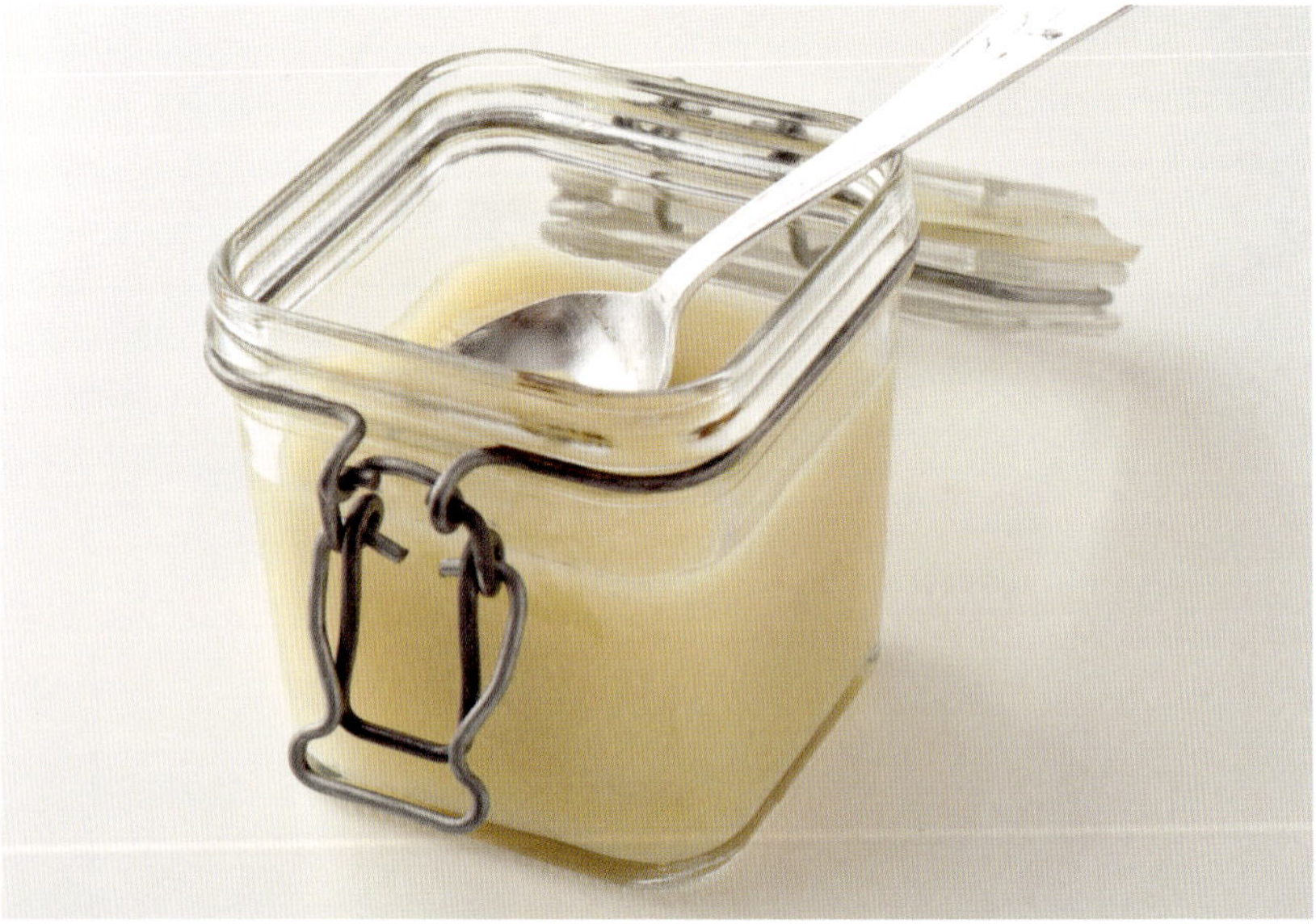

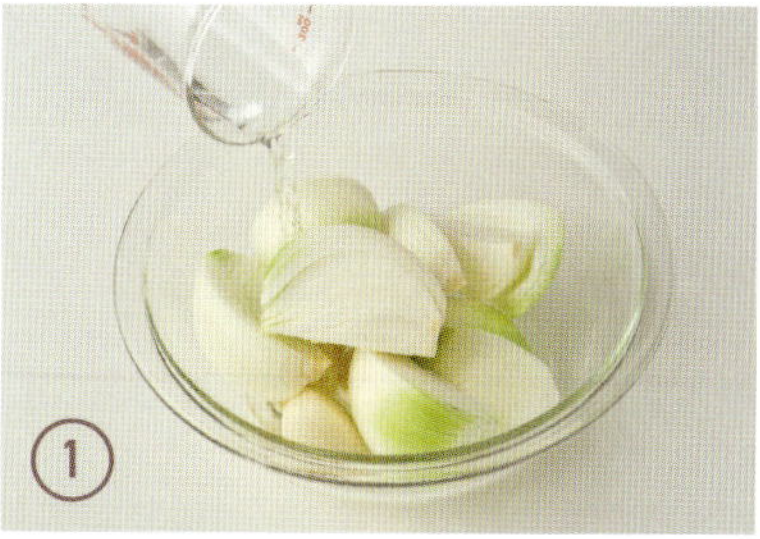

たまねぎは皮をむき、上側と根は切り落とし、十字に４等分する。にんにくは皮をむき、根を取る。耐熱ボウルににんにくを入れ、上にたまねぎをのせ、水を注ぐ。

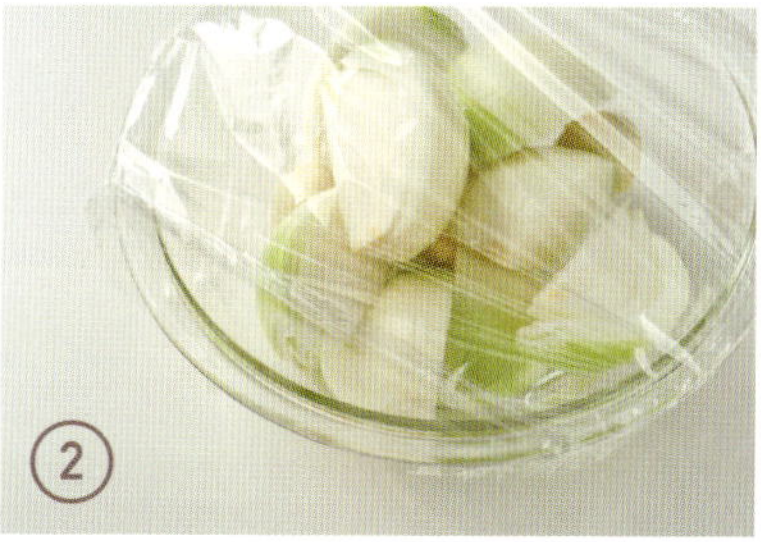

両端をあけてラップをし、電子レンジで14分加熱する。

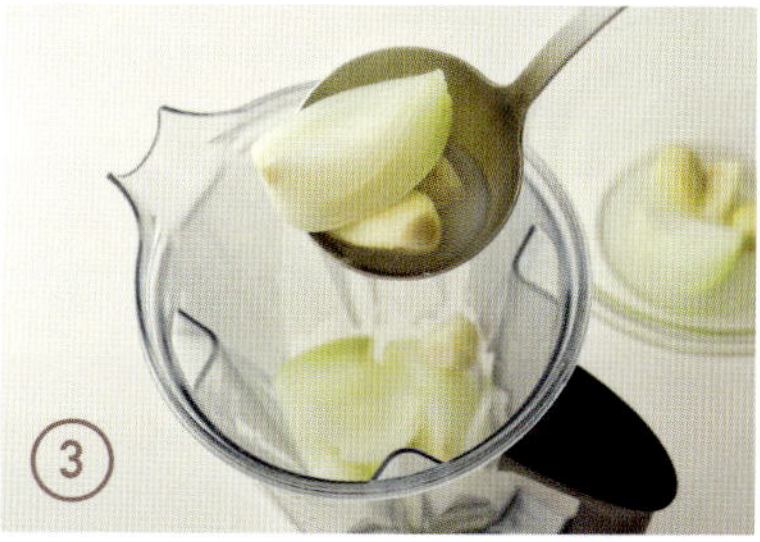

汁ごとミキサーに移し入れ、パルスイート、レモン汁を加え、とろとろになるまで回す。

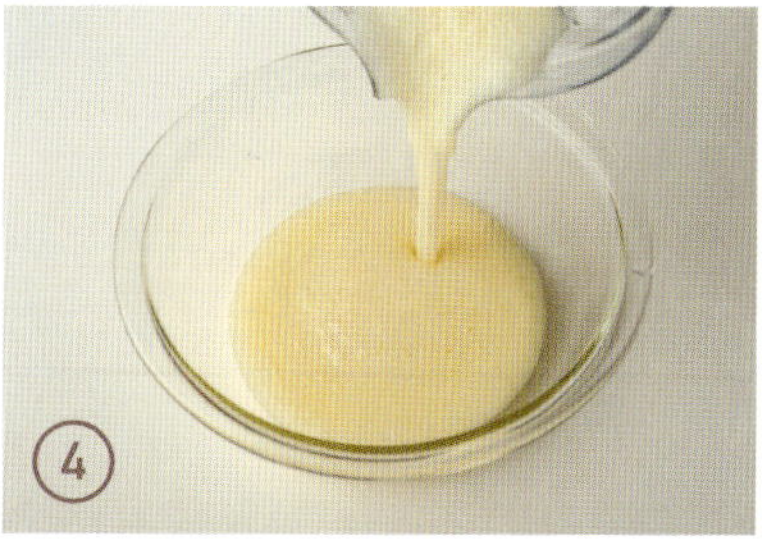

耐熱ボウルに移し、ラップをせずに電子レンジで６分加熱する。

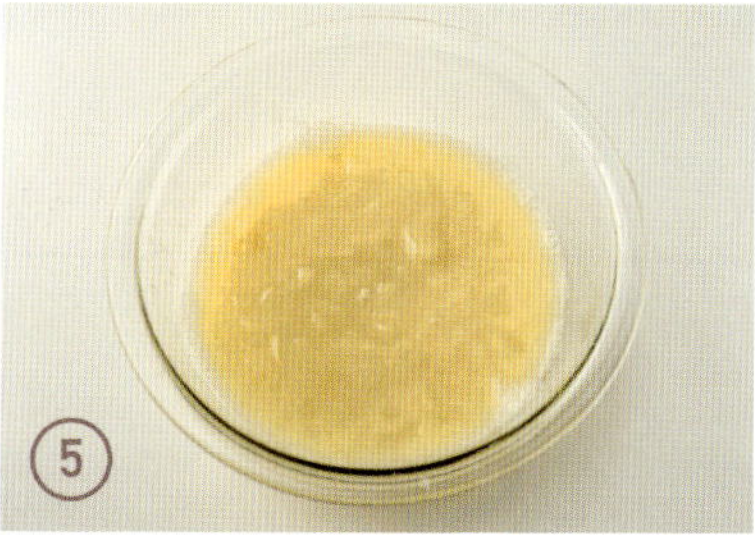

熱いうちに完全に乾燥している瓶に移し、ふたをする。

注 意

※冷蔵庫で約２ヵ月保存可能。１週間程度であれば瓶で持ち運びも可。ただし、気温の高い夏場や、暖房のきいた室内での常温保存は避けてください。

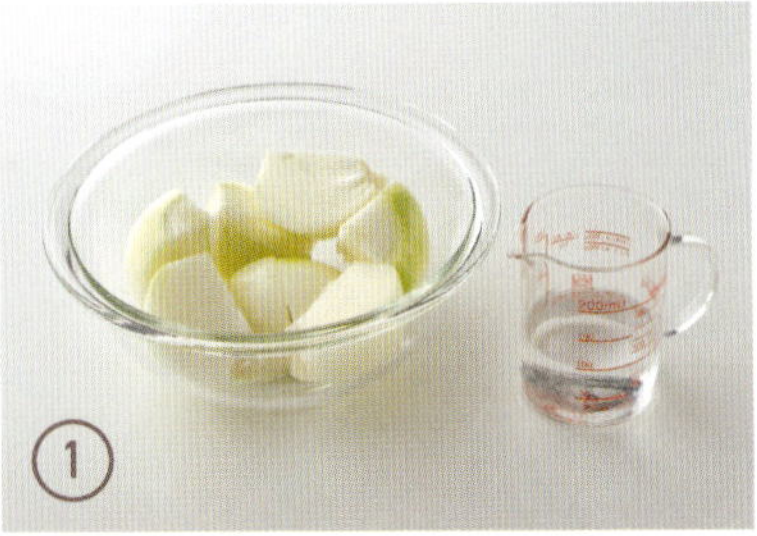

たまねぎは皮をむき、上側と根を切り落として耐熱ボウルに入れる。

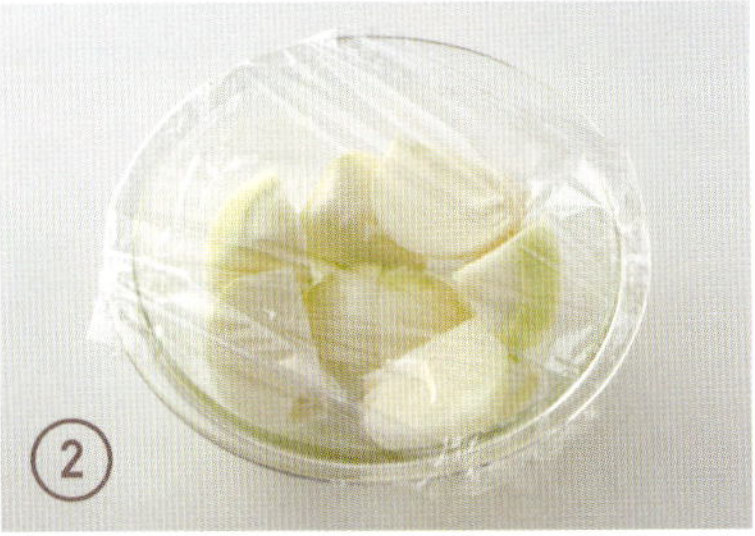

分量の水を入れて両端をあけてラップをし、電子レンジで12分加熱する。

たまねぎ氷

材料

（できあがり500g・製氷皿2枚分）

たまねぎ…2個（正味500g）

水…½カップ

使い方

煮物や汁物に入れる。とかして、やわらかく煮た野菜や、魚の缶詰などと和える。

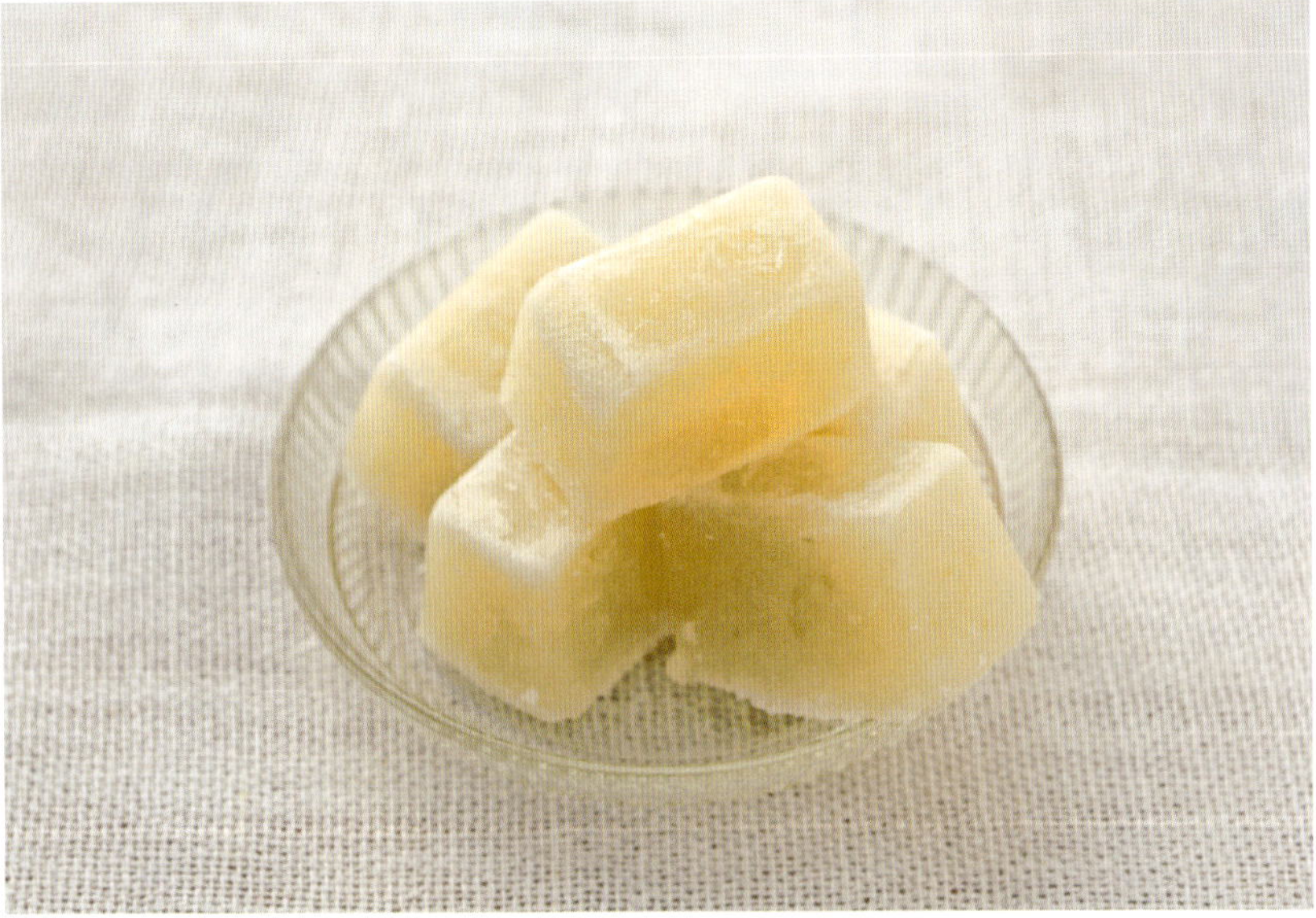

いろいろな野菜を氷にしてストック!

・にんじん氷

にんじん中2〜3本（正味500g）を用意し、皮をむいて1㎝幅の輪切りにする。右の工程②〜⑤にならう。

・トマト氷

トマト3個（正味500g）を用意し、よく洗ってヘタをくり抜く。耐熱ボウルに入れて、水は入れずに両端をあけてラップをし、電子レンジで10分加熱する。右の工程③〜⑤にならう。

・ブロッコリー氷

ブロッコリー500gを用意し、茎とつぼみに切り離し、茎のかたい皮は除き、つぼみは小房に分ける。右の工程②〜⑤にならう。

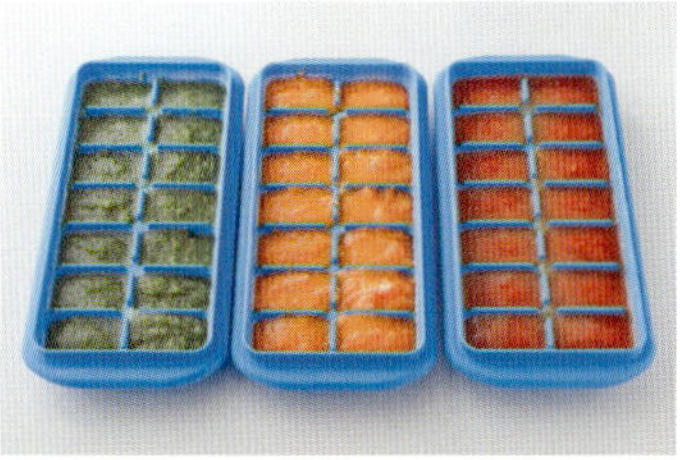

左から、ブロッコリー氷、にんじん氷、トマト氷。

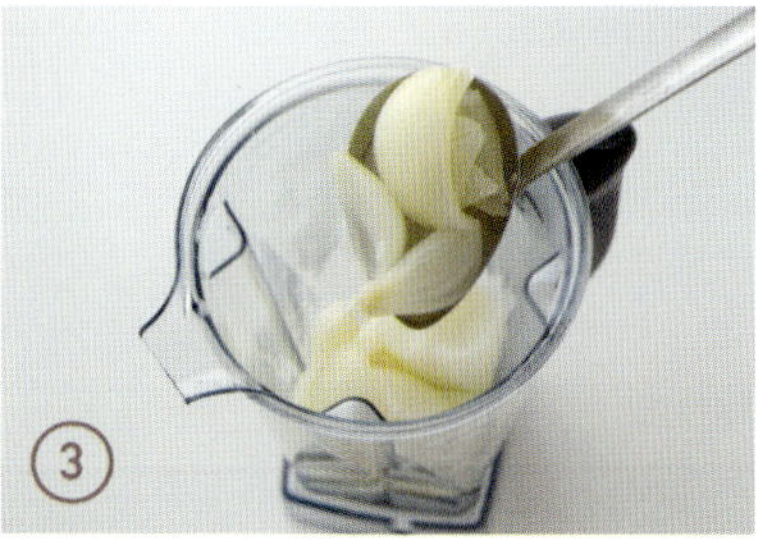

汁ごとミキサーに移し入れ、とろとろになるまで回す。

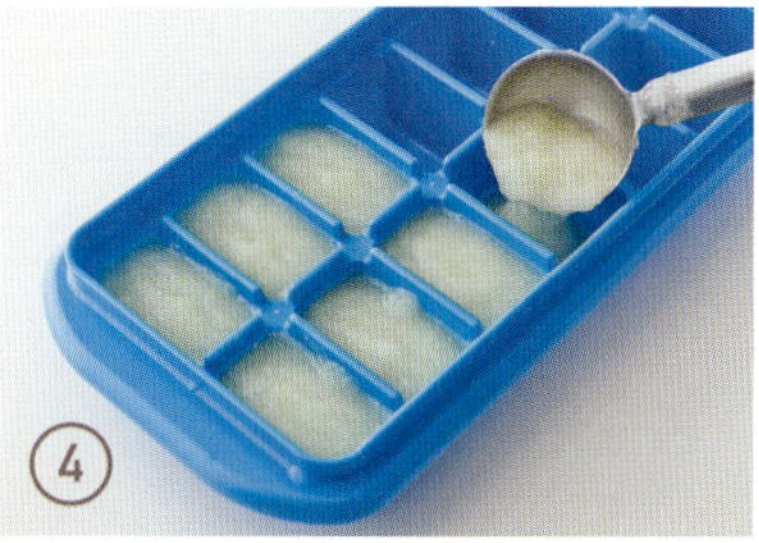

冷ましてから製氷皿に流し入れ、ふたかラップをして冷凍する。

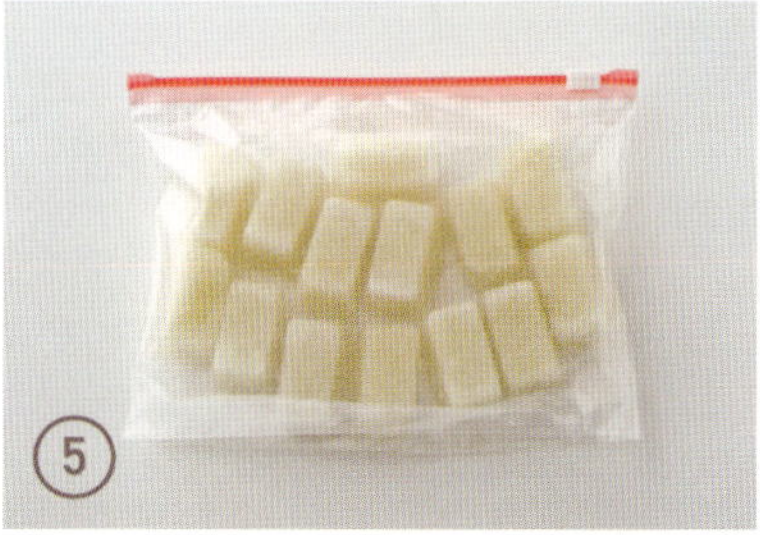

凍ったら、ジッパー付きの保存袋に入れて冷凍保存する。

注意

※冷凍庫で約2ヵ月保存可能。凍らせない状態で保存する場合は、ふた付き容器に入れて冷蔵庫に入れ、1週間保存可能。

※製氷皿は1ブロック約25gのものを使用。手持ちの製氷皿で作る場合は、1ブロックの容量を確認してください。

温泉卵

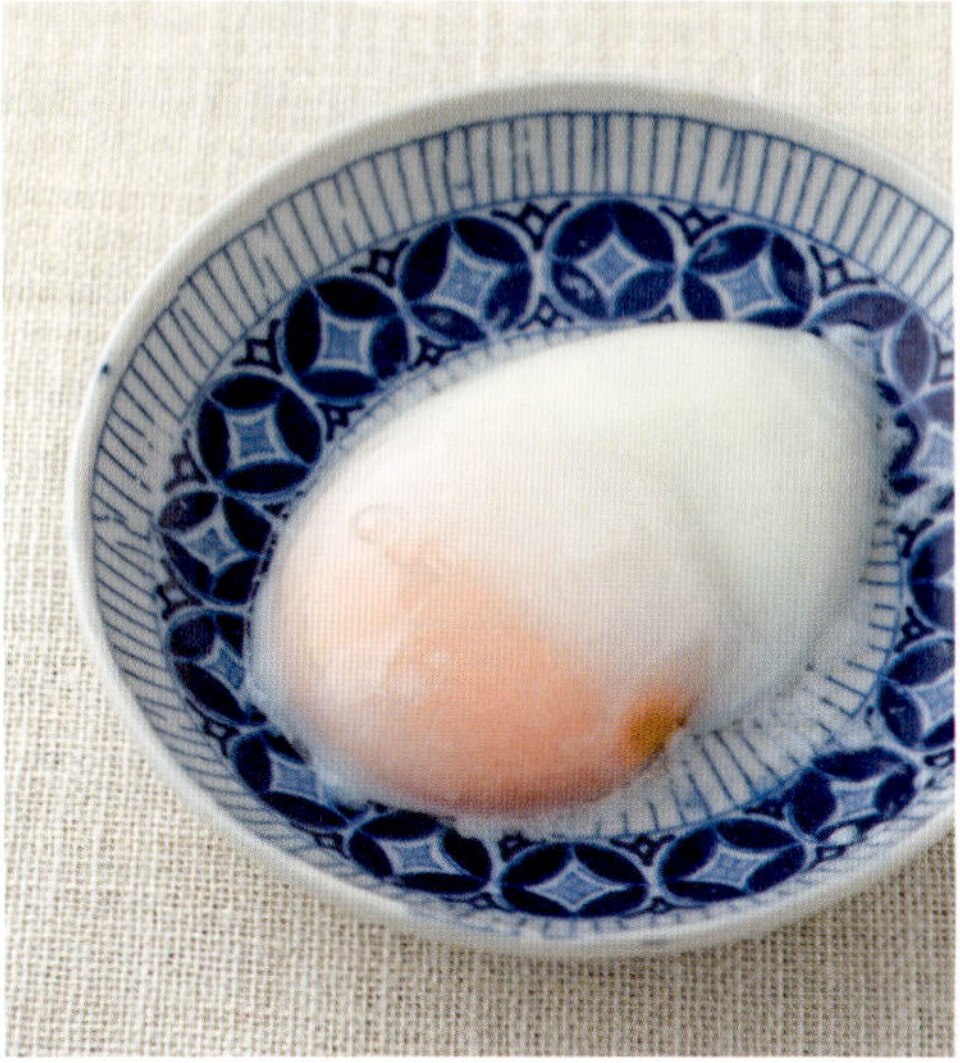

材料(10食分)

卵(M)…10個

100℃の熱湯…10カップ

水道水…1と½カップ

塩…大さじ1

作り方

1 6ℓの大きさの鍋に熱湯と水道水、塩、卵を入れ、ふたをして20分おく。

※ここで試しに1個割ってみて、白身が写真の状態のように固まっていればOK。固まっていなければ、ふたを戻してさらに5分おき、再度割って確かめましょう。

2 白身が固まったのを確認したら、他の卵も取り出して水に浸け、余熱を止める。

※冷蔵庫で1週間保存可能。

使い方

軟飯や、やわらかく煮た野菜などに混ぜる。

たくさん作って冷蔵庫で保存

卵のサイズ、個数別に加熱表を作りました。作りすぎたら、かけつゆでどうぞ。

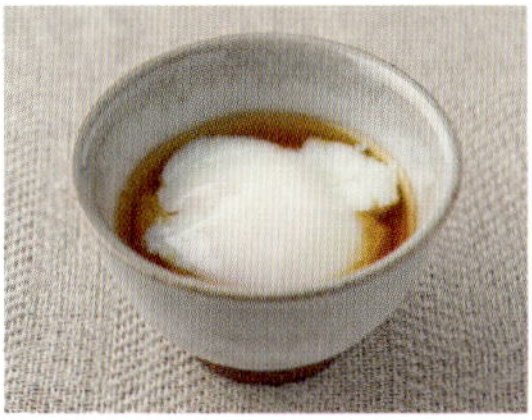

◎かけつゆ(4食分)

だし½カップ、醤油大さじ½、みりん大さじ½、片栗粉小さじ½、水小さじ1を鍋に入れ、とろみがつくまで加熱する。

❶	M4個	L4個	M10個	L10個
❷	3ℓ	6ℓ		
❸	7カップ	10カップ		
❹	大さじ1			
❺	2カップ	3カップ	1½カップ	
❻	20分	25分	20分	25分

❶卵のサイズ・個数　❷鍋の大きさ　❸100℃の熱湯(L10個の場合は96℃)　❹塩　❺水道水(21.5℃)　❻水浸(ゆで)時間

ツナ缶そぼろ

材料（6食分）
ツナ缶（水煮）…小1缶（80g）
砂糖…大さじ1
塩…少々
食紅（なくても可）…少々

作り方

1 ツナは二枚重ねのペーパータオルに包んで汁を切り、よくもんでほぐす。
2 鍋に移し、砂糖、塩、食紅を加え、中火にかけて泡立て器でそぼろ状になるまで煎る。さらに細かくする場合は、フードプロセッサーにかける。
※冷蔵庫で1週間保存可能。

使い方
やわらかく煮た野菜などと和える。軟飯にふりかける。

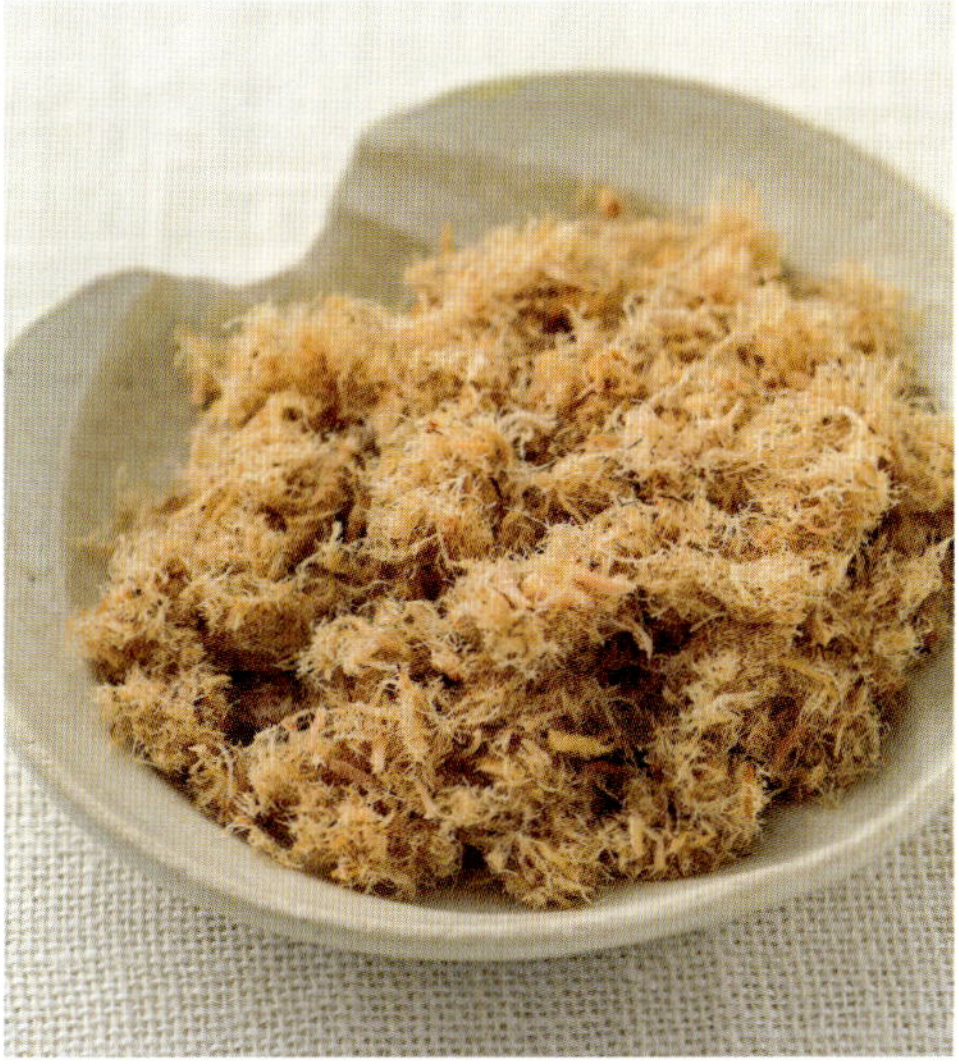

卵フレーク

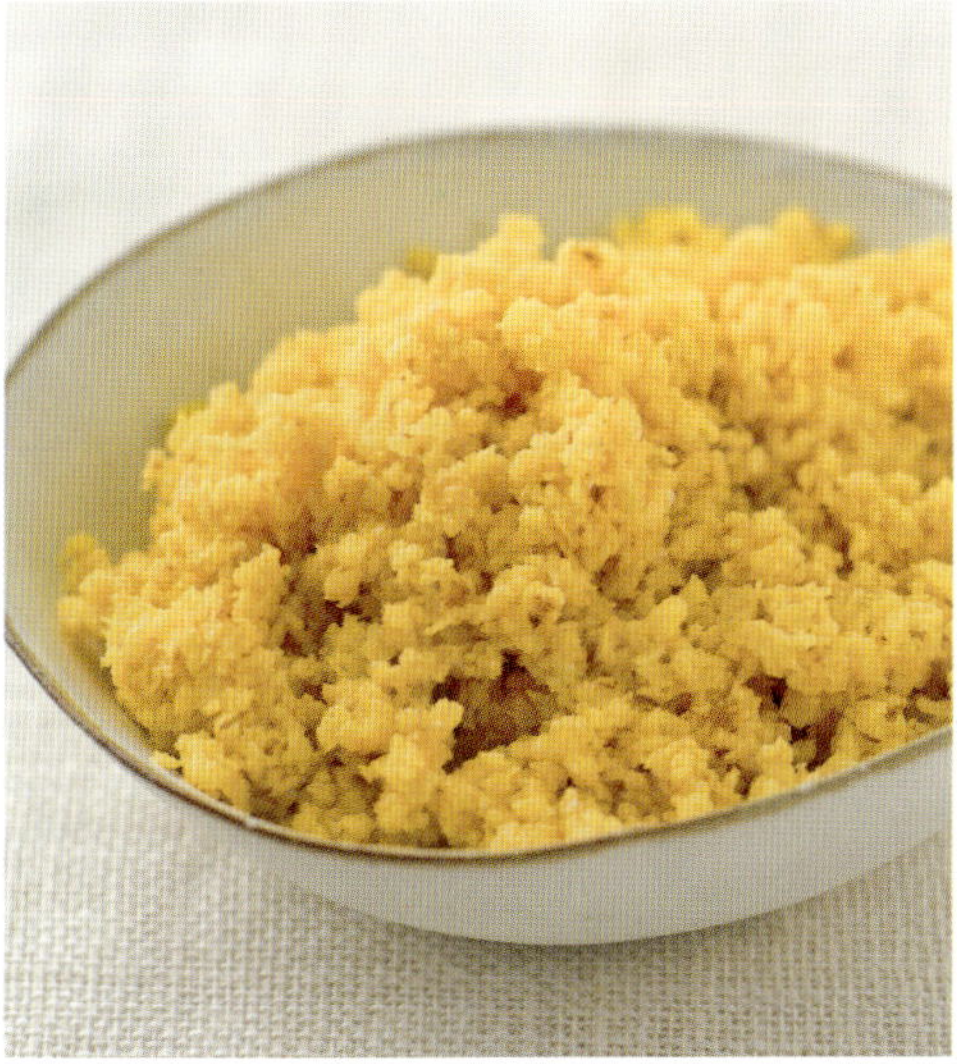

材料（6食分）
溶き卵…2個分
砂糖…小さじ1
塩…少々
サラダ油…少々

作り方

1 溶き卵に砂糖、塩を混ぜ、フライパンにサラダ油を流し、薄焼き卵を数枚作る。
2 冷ましてから4〜5cm角に切り、フードプロセッサーにかけてそぼろ状にする。
※冷蔵庫で1週間保存可能。

使い方
煮物や汁物、やわらかく煮た野菜、魚の缶詰などにふりかける。

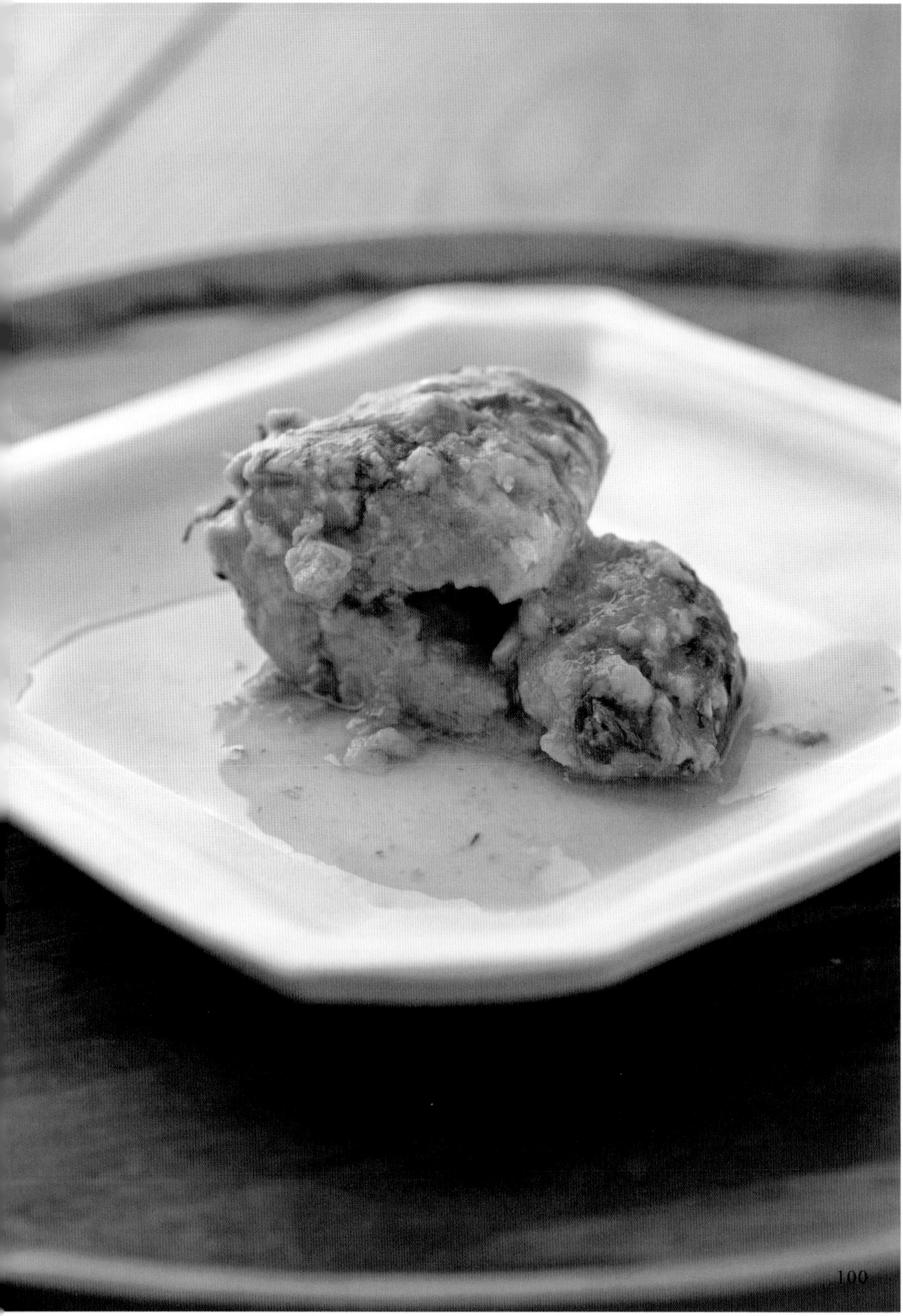

にんたま
ジャムを
使って

サバ缶の煮付け

材料（2人分）

サバ缶（水煮）…1缶（正味105g）

にんたまジャム…大さじ2

水…1/4カップ

醤油…小さじ1

作り方

1 鍋にサバ缶を缶汁ごと移す。

2 水を注ぎ、にんたまジャムと醤油を加える。

3 中火で4〜5分煮る。

にんじんのポタージュ

野菜氷を使って

材料（2人分）

にんじん氷…100g

牛乳…½カップ

塩…少々

作り方

1 耐熱ボウルににんじん氷を入れ、ラップをして電子レンジで2分加熱する。

2 取り出して牛乳を加え、ラップをせずに電子レンジで1分加熱する。

3 塩で調味する。

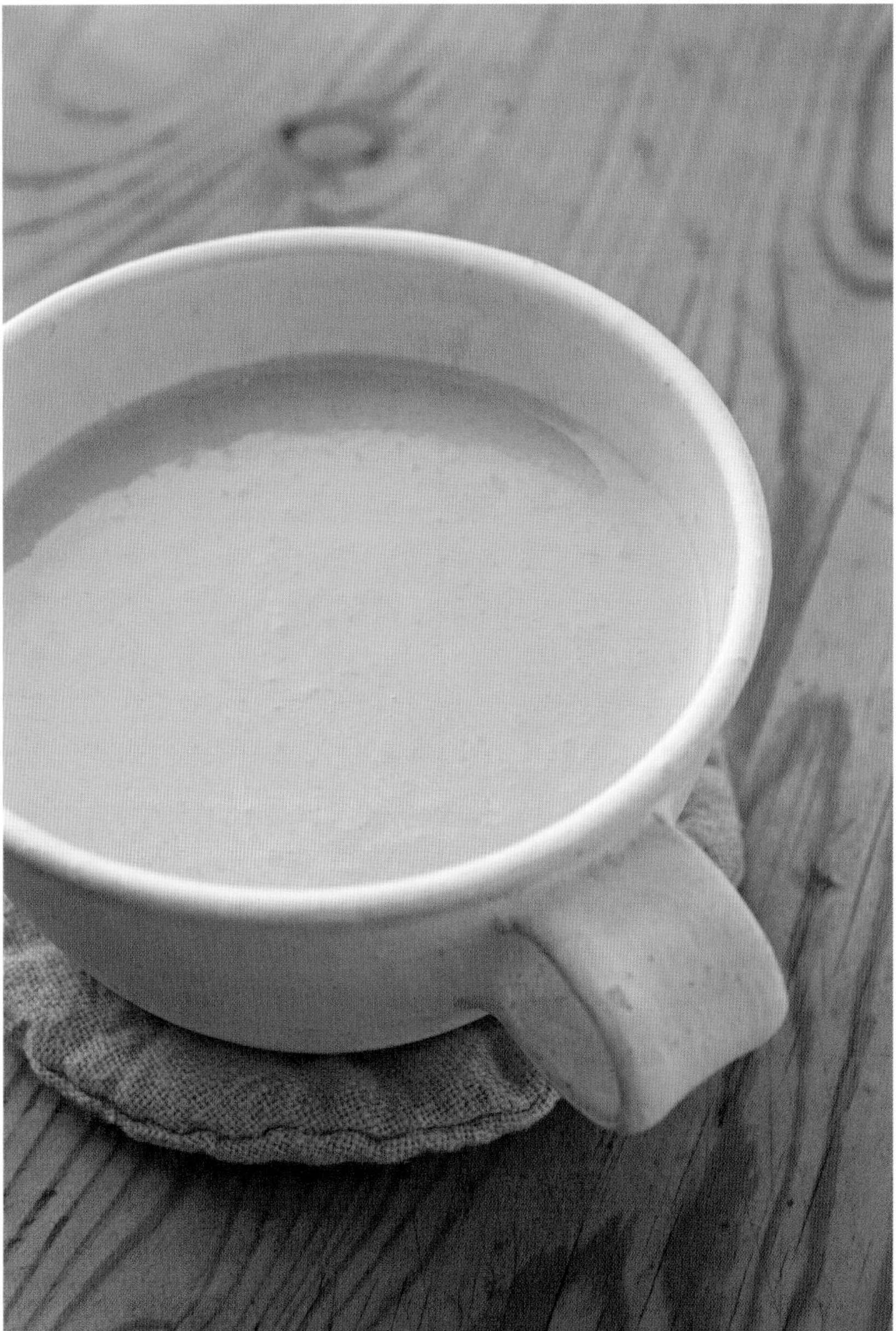

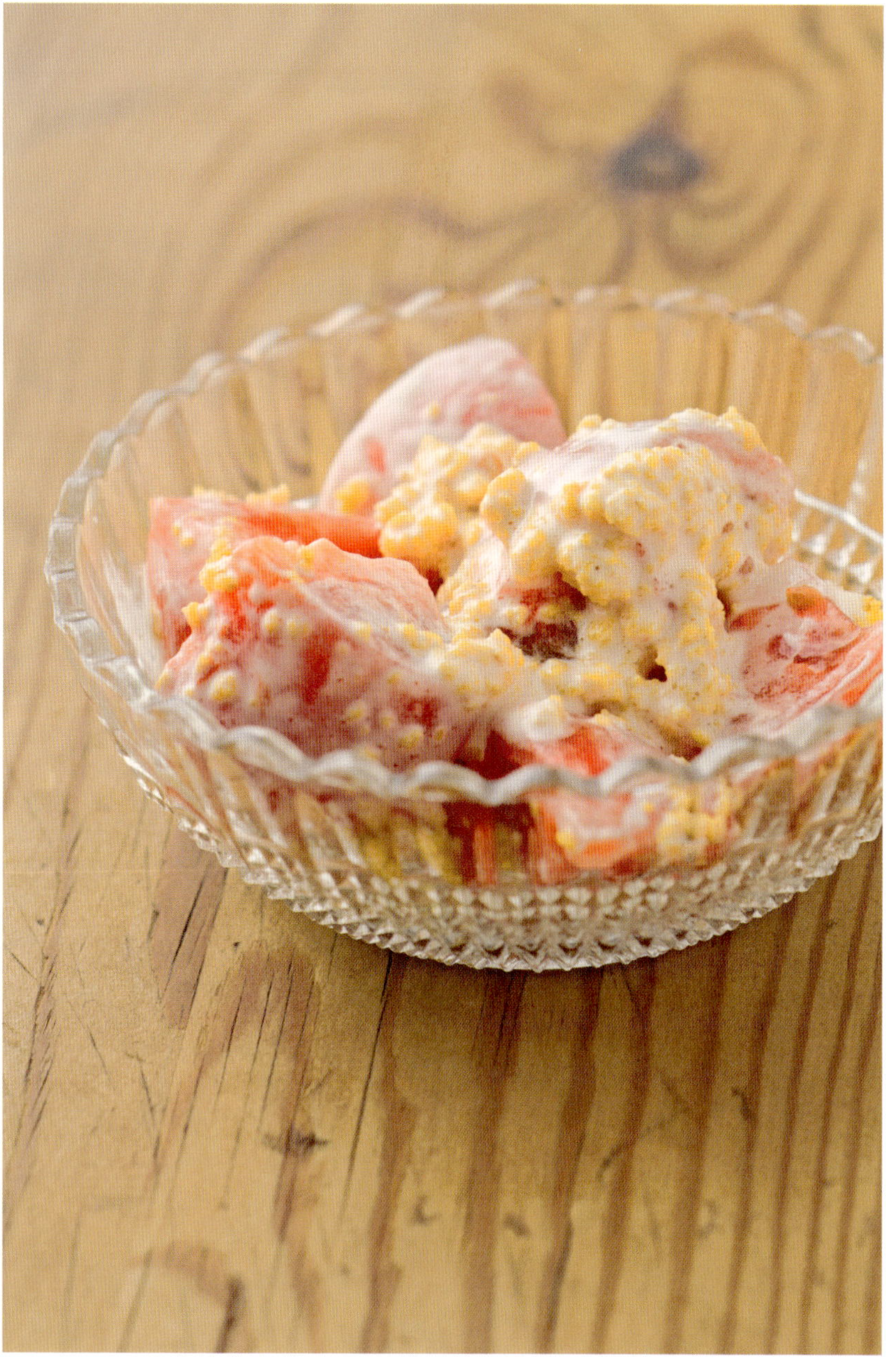

卵フレークを使って

トマトと卵のサラダ

材料（2人分）

トマト…小1個（100g）

マヨネーズ…小さじ2

卵フレーク…大さじ2

作り方

1 トマトは湯むきしてへたを除き、1.5cm角に切る。

2 マヨネーズに卵フレークを加えて混ぜ、1を和える。

ムラカミ流　介護のお料理レシピ❶

栄養価の高い汁物

喉を潤してくれる汁物は、介護食にうってつけのメニュー。具材からとけ出た栄養分も残さずいただきましょう。

レシチンで
ボケ対策

カンタン呉汁

材料（2人分）

にんたまジャム…大さじ2

豆乳…1カップ

西京みそ…大さじ1強（20g）

作り方

1 鍋に材料を入れて中火にかけ、絶えず混ぜながら火を通す。

2 煮立つ寸前に火を止める。

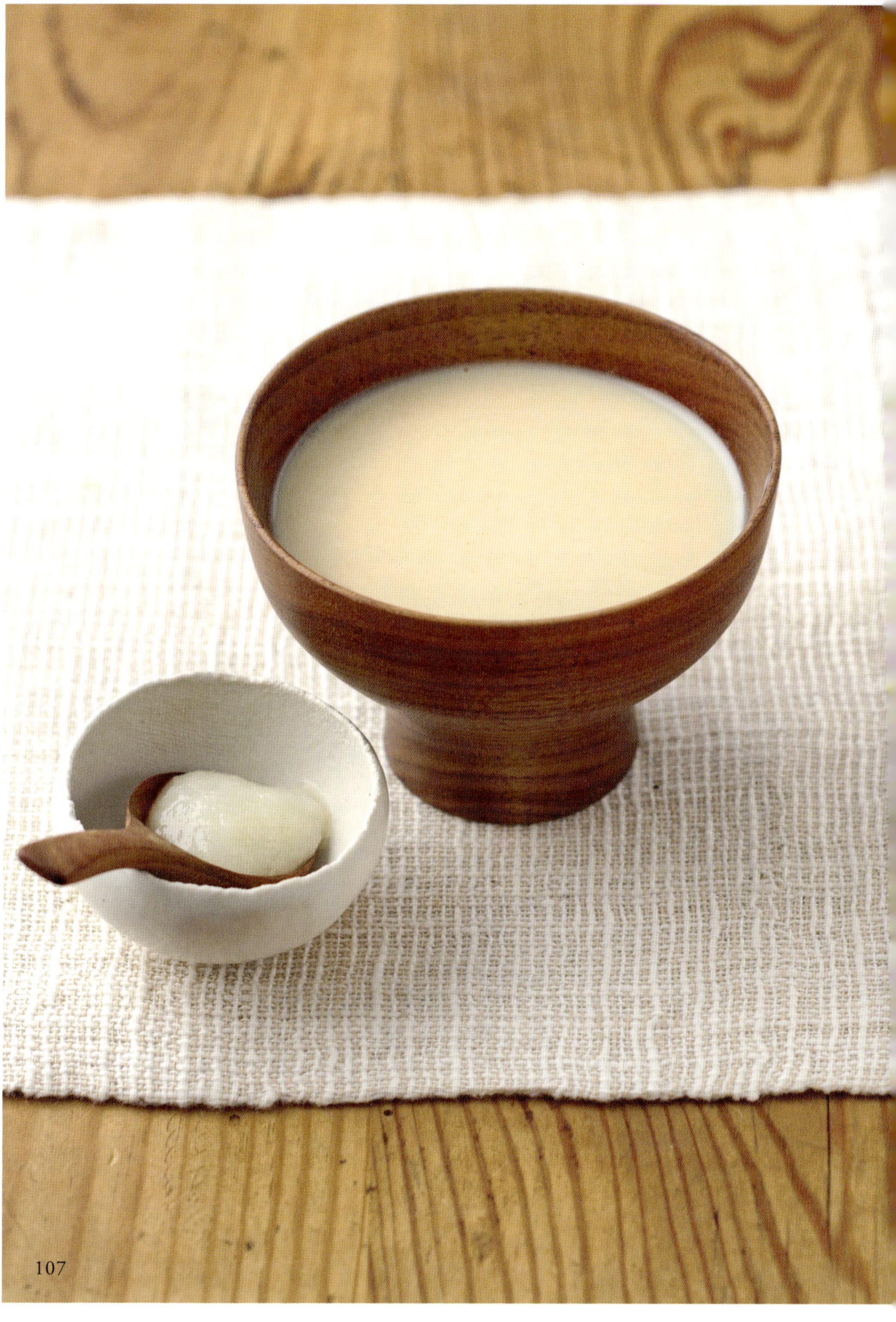

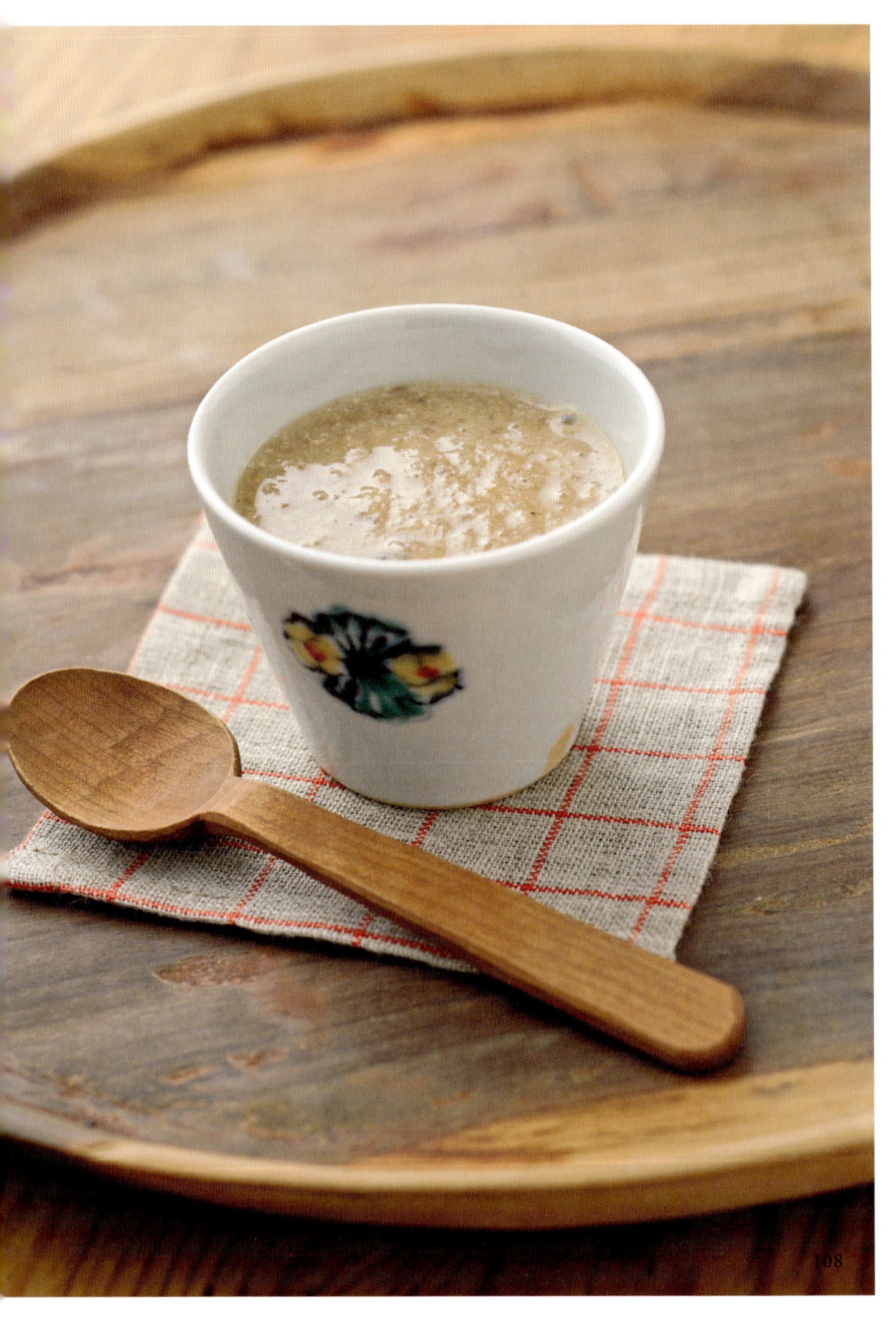

ロイシンで
ロコモ予防

かつおのすり流し汁

材料（2人分）

かつお（たたき用）…50g

里芋…1個（60g）

にんたまジャム…大さじ2

みそ…小さじ2

水…1カップ

作り方

1 かつおはラップに包み、電子レンジで1分加熱する。

2 里芋は天地を切り落とし、ラップに包んで電子レンジで1分〜1分20秒加熱する。やわらかくなったら水に取り、皮をむく。

3 耐熱ボウルに1、2を入れ、すりこ木などで突いてつぶす。

4 にんたまジャムとみそを加えて混ぜ、水を注いでのばし、ラップをして電子レンジで3分加熱する。

ほうとう風味噌汁

材料（2人分）

うどん（乾）…40g
かぼちゃ…50g
にんじん…50g
大根…50g
一番だし（92ページ参照）
…1と1/2カップ
みそ…大さじ1
水溶き片栗粉
｜片栗粉…小さじ1
｜水…小さじ2
万能ねぎ（小口切り）…少量

作り方

1 うどんは2cm長さに折る。沸騰した湯でやわらかくゆでて水で洗い、水けを切る。

※乾めんは塩分を含むため、下ゆでして、塩分を抜いて使います。市販のゆでうどんは煮くずれしにくいので、必ず乾めんを使ってください。

2 かぼちゃは皮をむき、種とワタを除いて一口大に、にんじんと大根は乱切りにし、フードプロセッサーでみじん切りにする。

3 鍋に重曹水（水1カップ：重曹小さじ⅓）を沸騰させ、2をやわらかくゆで、ざるにあげる。

4 別の鍋にだし、1、3を入れて中火にかけ、うどんが十分にやわらかくなるまで煮る。みそを溶き入れてひと煮立ちさせ、〈水溶き片栗粉〉を加えて様子を見ながらとろみをつける。

5 器に盛り、万能ねぎを散らす。

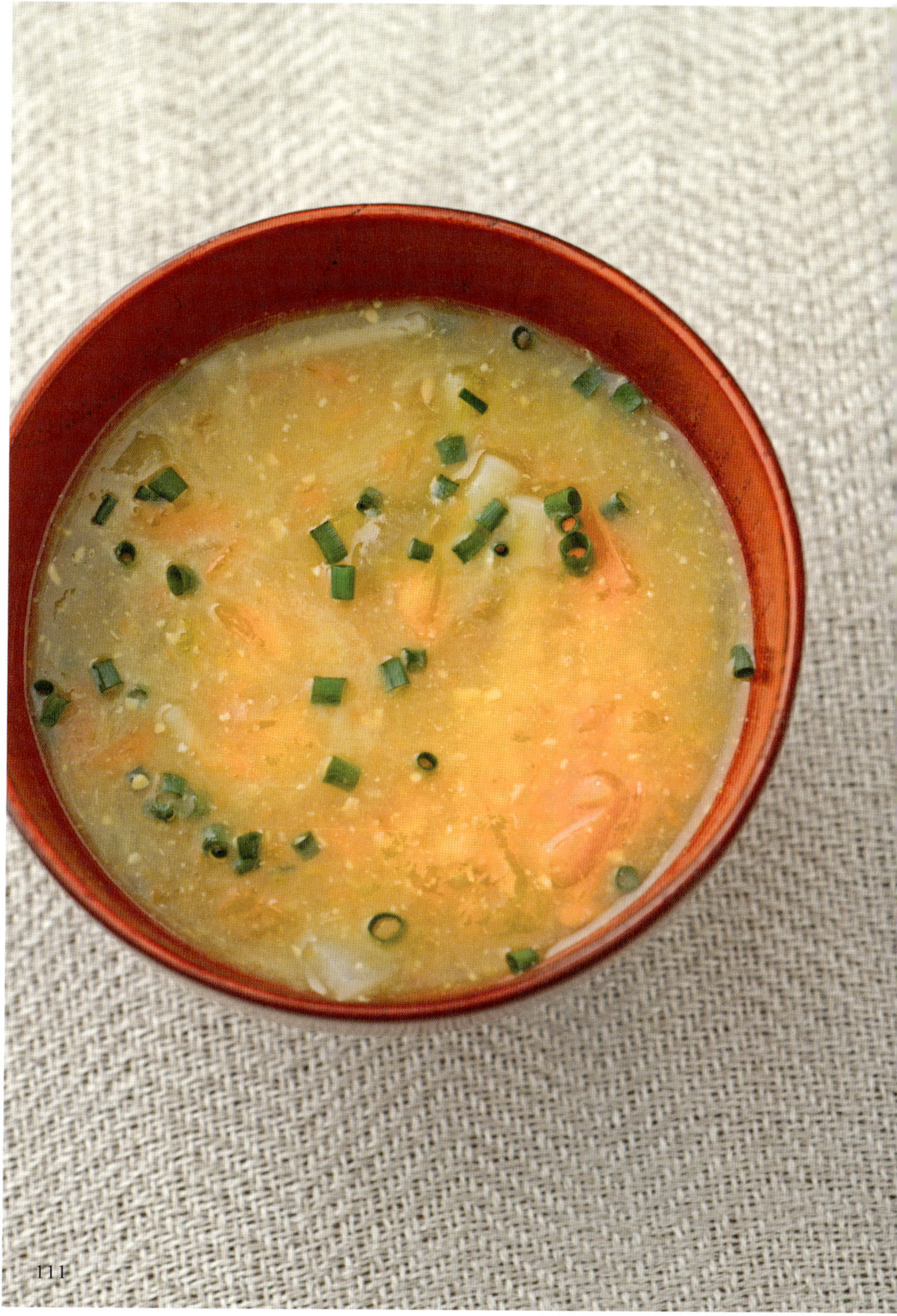

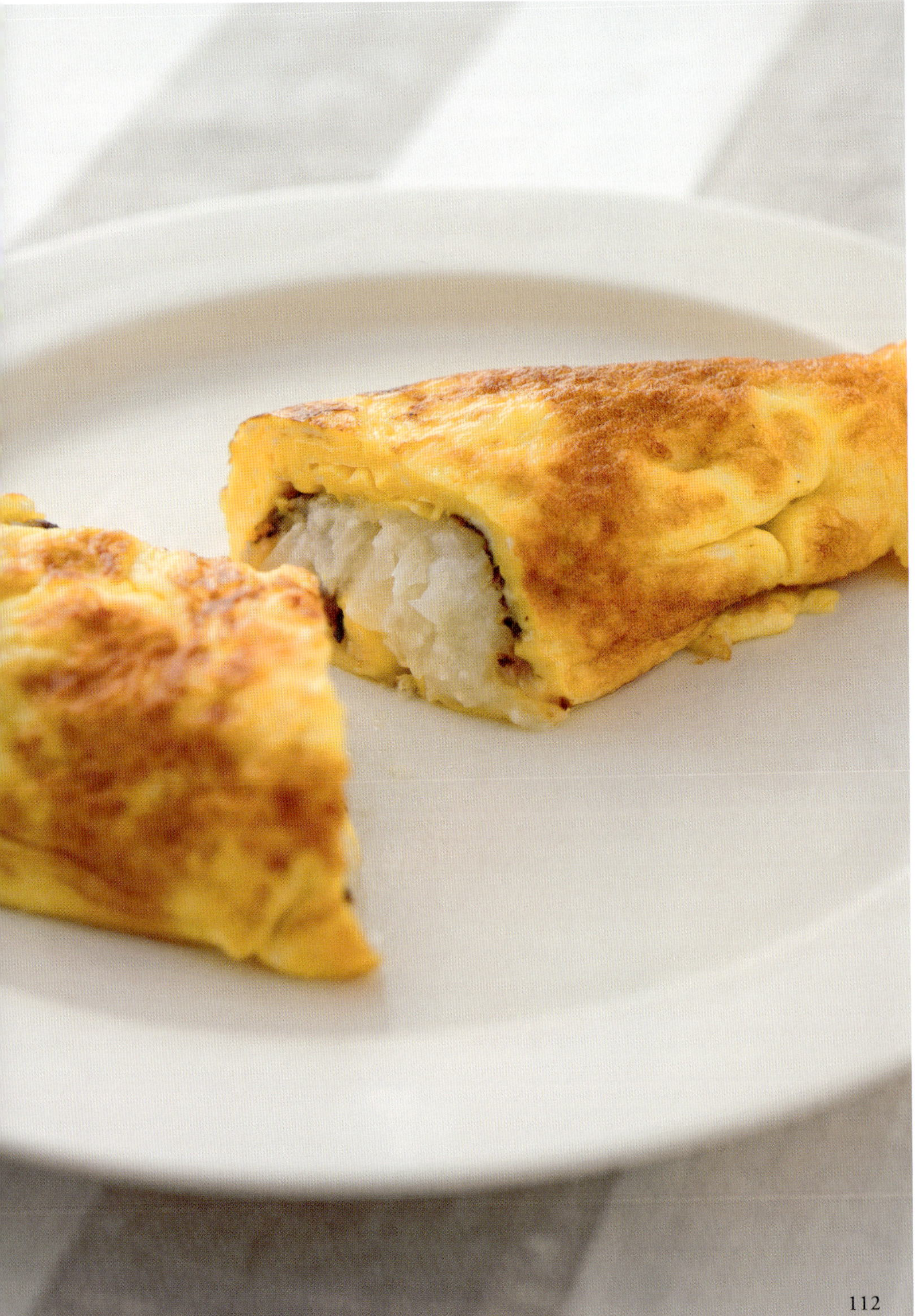

ムラカミ流　介護のお料理レシピ❷

家族も美味しい卵料理

認知症予防に有効な卵。ふわふわのオムレツや、あんをかけた卵豆腐にすれば、家族と同じ献立を楽しめます。

長芋のオムレツ

長芋のとろみで飲み込みやすく

材料（2人分）

長芋（すりおろし）…40g
たまねぎ（みじん切り）…20g
塩…少々
サラダ油…小さじ3
A
溶き卵…2個分
生クリーム…小さじ4
塩…少々

作り方

1 たまねぎは耐熱ボウルに入れ、ラップをして電子レンジで30秒加熱する。
2 長芋に1と塩を加えて混ぜる。
3 フライパンにサラダ油小さじ1を入れて熱し、2を入れて、ふたをして弱火で蒸し焼きにし、取り出して半分に切る。
4 フライパンにサラダ油小さじ1を足し、混ぜ合わせたAの半量を流し入れ、大きく混ぜて半熟状にする。中央に3の半量をのせて卵で包む。残りも同様に作る。

卵豆腐のエビあんかけ

材料（2人分）

卵…4個

A

- 一番だし（92ページ参照）…1カップ
- みりん…小さじ1
- 塩…少量

無頭エビ…2尾（20g）

三つ葉の葉…2本分

B

- 一番だし（92ページ参照）…½カップ
- 醤油…小さじ1
- 片栗粉…小さじ1

作り方

1 ボウルに卵を溶きほぐし、Aを加えて混ぜる。万能濾《こ》し器を通して耐熱の器2個に濾し入れる。

2 フライパンまたは鍋に1を入れ、器の糸底から1㎝上まで水を注ぐ。ふたをして強火で加熱し、ゴトゴトと音がしたら弱火にして4分加熱する。火を止めて5分蒸らす。

3 エビは殻と尾と背ワタを除いてみじん切りにする。三つ葉の葉は細かく刻む。

4 鍋に3とBを合わせて火にかけ、とろみがついたら2にかける。

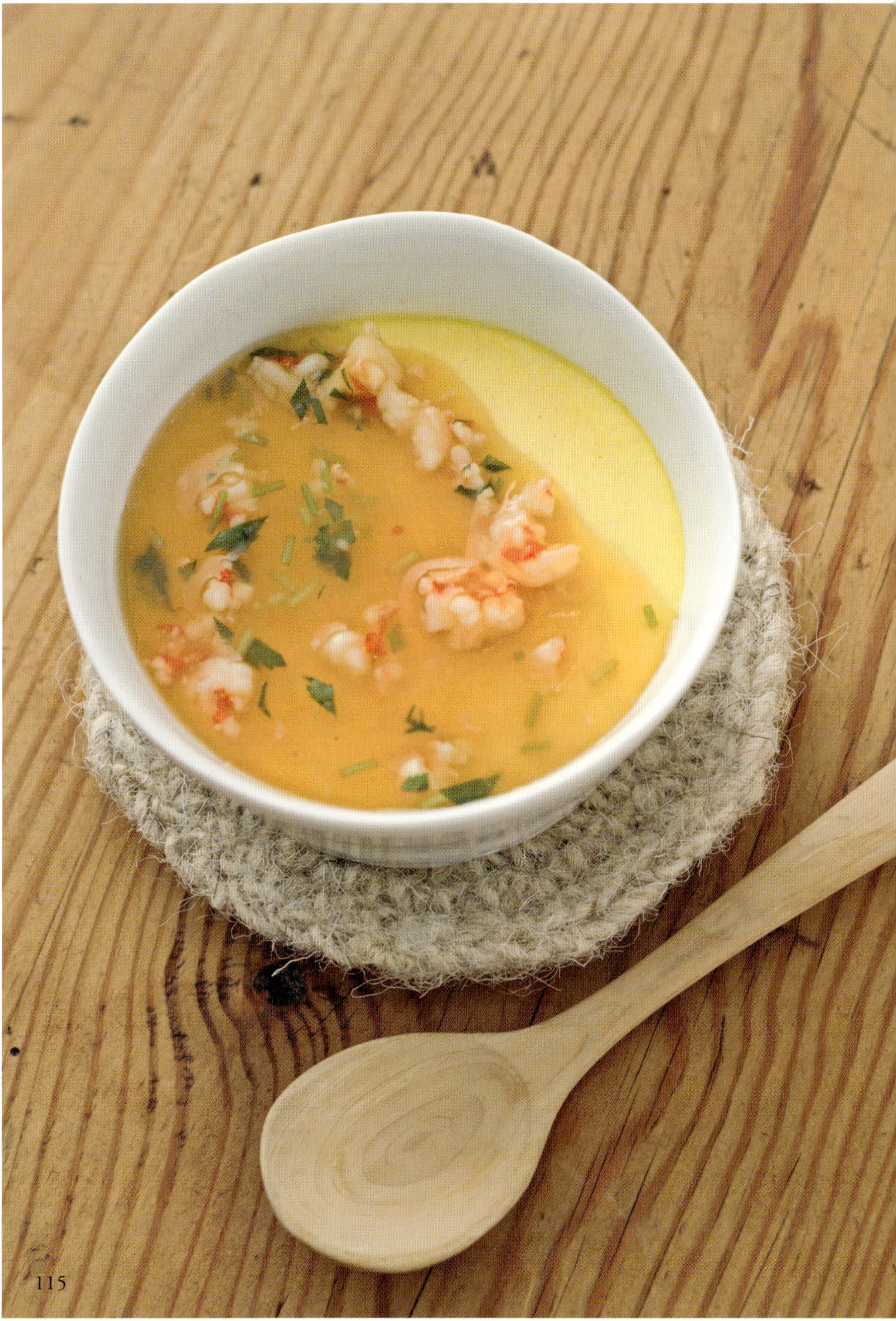

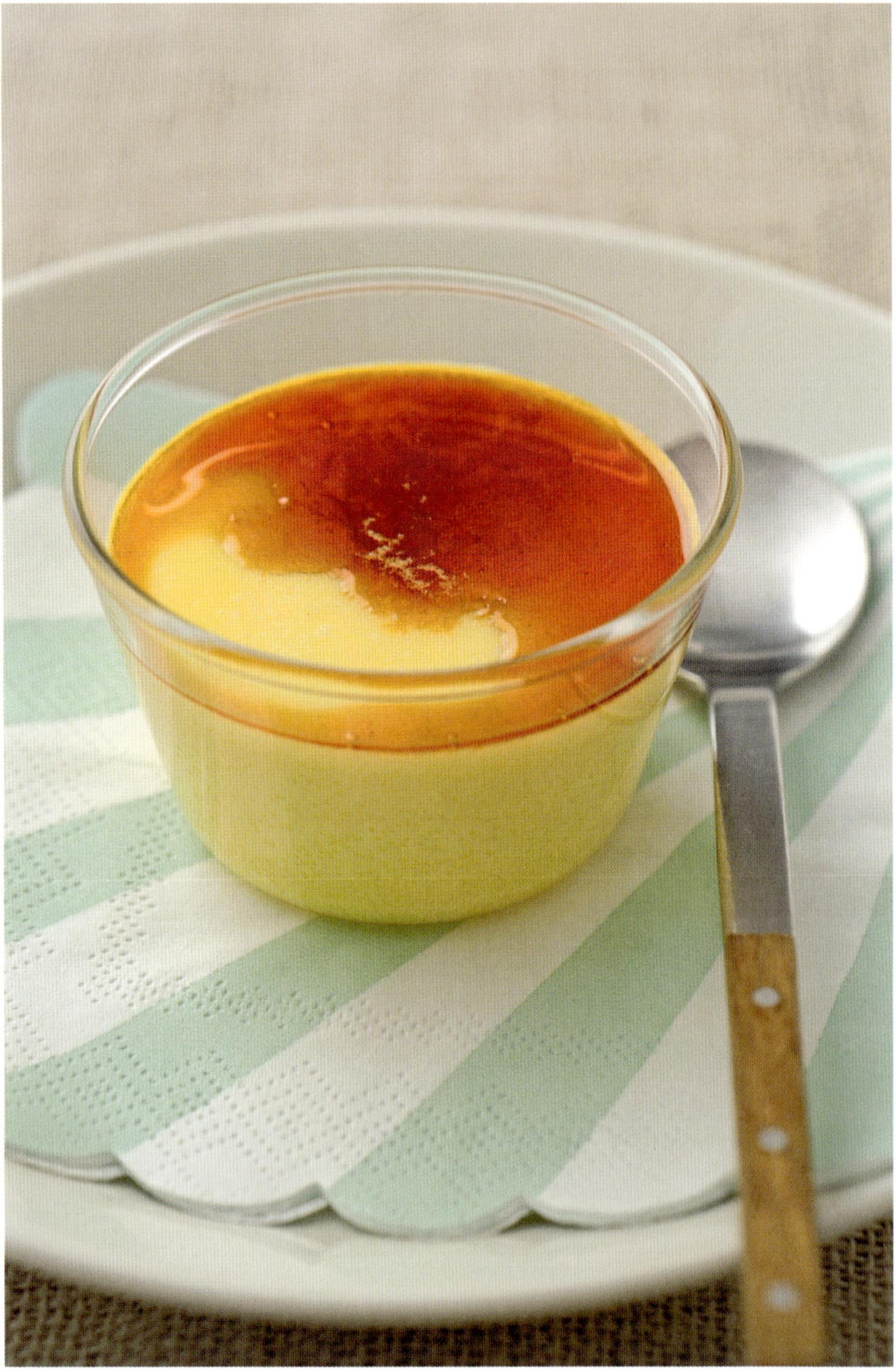

食欲のない時は
高カロリーの
おやつを

ほかほかプリン

材料（75mℓ入りのプリン型2個分）

卵…1個

A

- 砂糖…大さじ1
- バニラエッセンス…少々
- 牛乳…½カップ

B

- 砂糖…大さじ2
- 水…小さじ1

水…小さじ2

作り方

1 ボウルに卵を溶きほぐし、Aを加えて泡立て器で混ぜる。万能濾し器を通して、内側にサラダ油（分量外）を薄く塗ったプリン型に等分に濾し入れる。

2 フライパンに1を並べ入れ、水を1cm深さまで注ぐ。ふたをして強火で加熱し、ゴトゴトと音がしたら弱火にして2分加熱する。火を止めて、5分おく。

3 小鍋にBを入れ、中火にかける。きつね色になってきたら、鍋をゆすり、濃いきつね色になるまで加熱する。火を止めて水を加えて混ぜる。

4 2の上に3をかける。

ムラカミ流　介護のお料理レシピ❸

乳製品のとろみを味方に

チーズやホワイトソースがあれば、とろみ剤は一切不要！
洋食は食卓を華やかにし、自然と食欲も沸いてきます。

かぼちゃのサラダ

材料（2人分）

かぼちゃ…100g
赤ピーマン…20g
きゅうり…30g
塩…少々
カッテージチーズ（裏ごしタイプ）…40g
A
牛乳…大さじ2
マヨネーズ…小さじ2
砂糖…小さじ2

作り方

1 かぼちゃは皮をむき、種とワタを除いて乱切りにする。耐熱ボウルに入れ、ラップをして電子レンジで2分30秒加熱し、取り出してマッシュする。

2 赤ピーマンは細かなみじん切りにする。きゅうりは皮をむいて1㎜幅の薄切りにし、塩をふり、しんなりしたらかたく絞る。

3 1に2、カッテージチーズ、Aを加えて混ぜる。

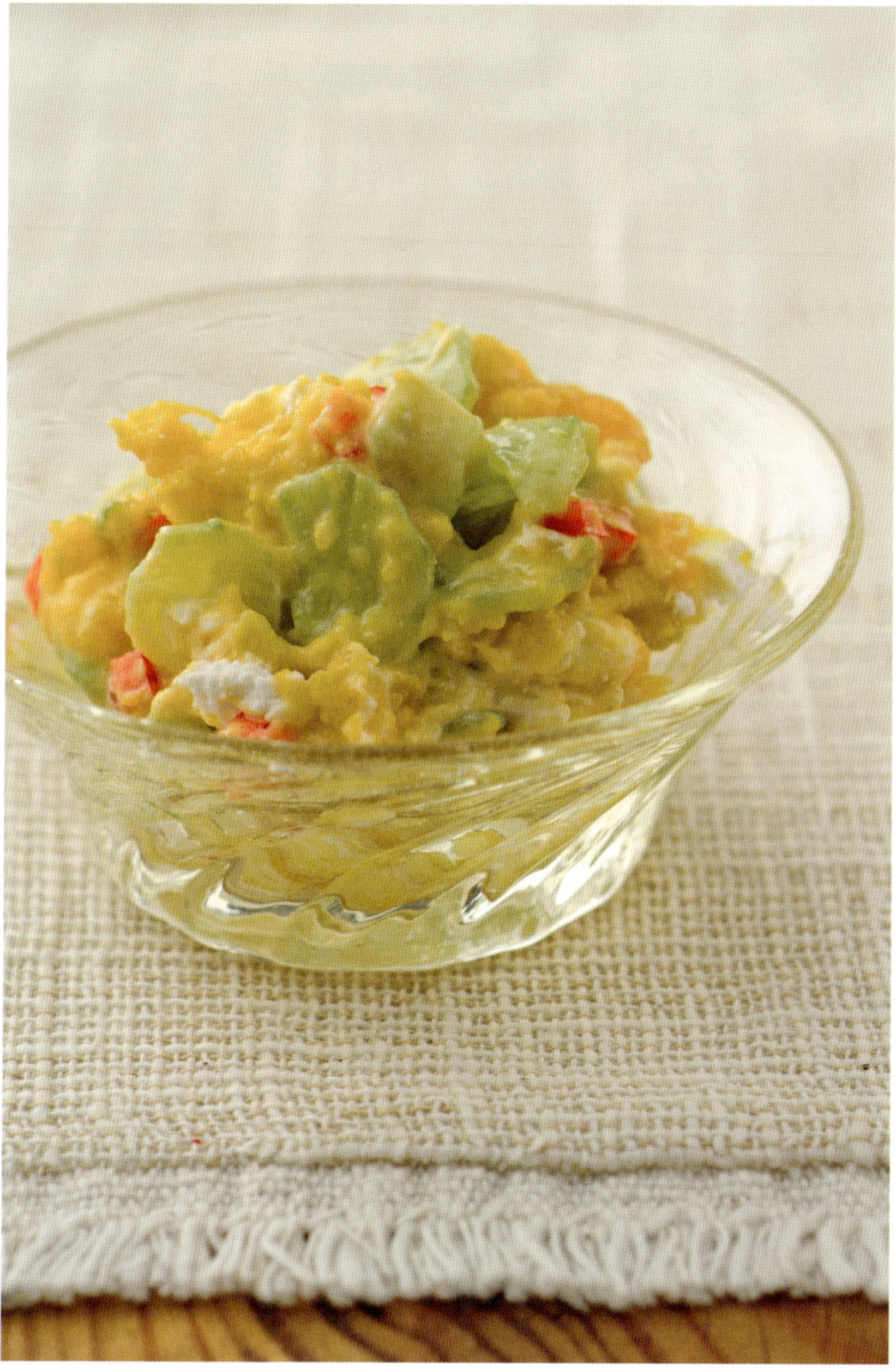

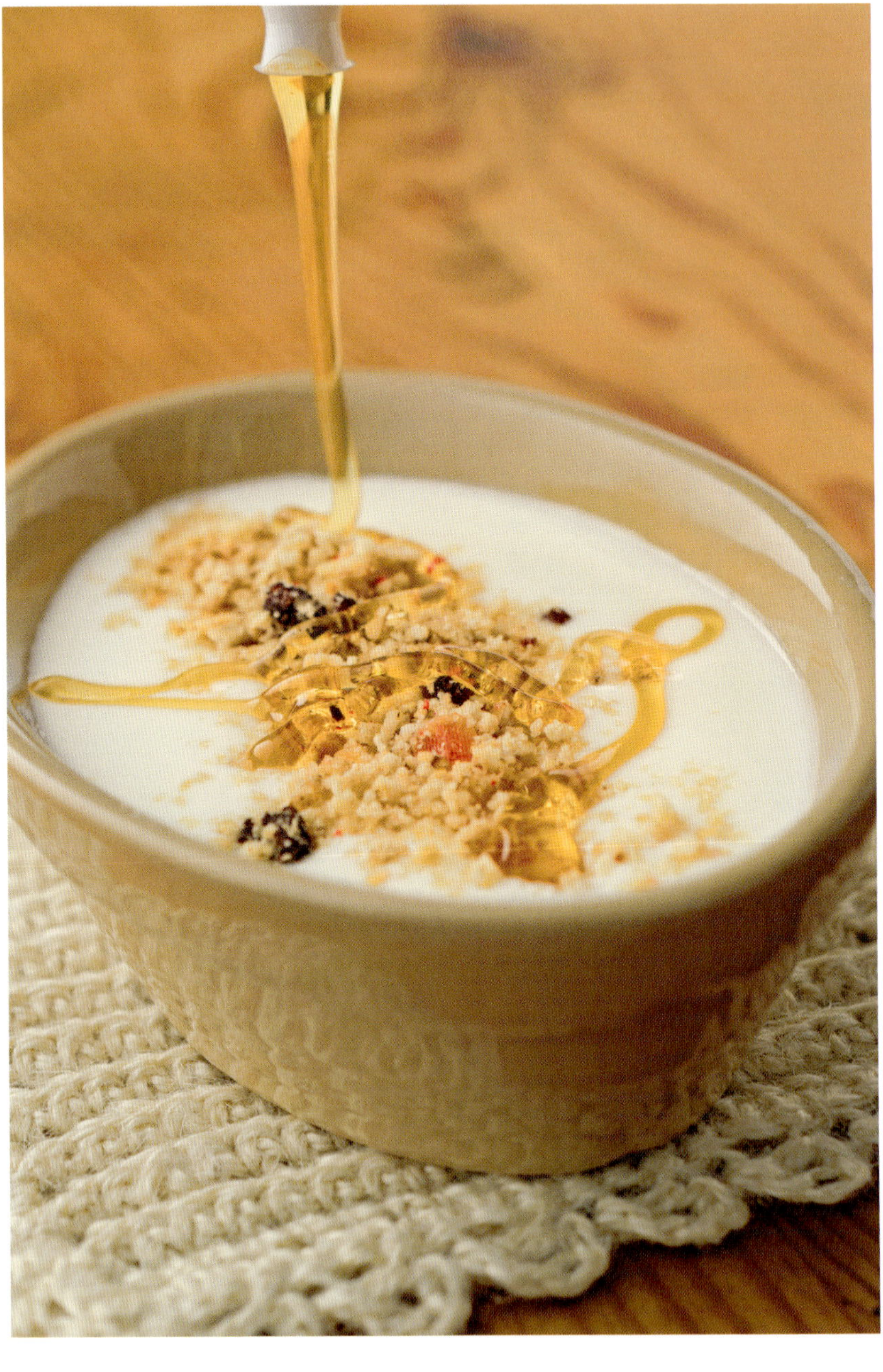

便秘の症状が
気になったら

ウォームヨーグルトとグラノーラ

材料（2人分）

プレーンヨーグルト（無糖）…200g

水…大さじ2

グラノーラ（ナッツ・ドライフルーツ入り）
…大さじ2

はちみつ…小さじ2

作り方

1 グラノーラはフードプロセッサーで粗く砕く。

※グラノーラとは、シリアル食品の一種で、オーツ麦を主な原料としたものです。オーツ麦には便秘解消や基礎代謝アップなどの効果があります。

2 耐熱の器2個に、それぞれヨーグルト100g、水大さじ1を入れて混ぜる。

3 ラップをせずに電子レンジでそれぞれ30秒加熱する。取り出して1をのせ、はちみつをかける。

ツナとカリフラワーの グラタン

材料（2人分）

ツナ缶（水煮）…50g
カリフラワー…40g
マカロニ（乾）…10g
バター…大さじ2
小麦粉（できれば強力粉）
…大さじ1と½
牛乳…1カップ
塩…小さじ⅕
粉チーズ…小さじ2
パセリ（みじん切り）…少々

作り方

1 ツナは汁を切ってほぐす。カリフラワーは小房に分け、5㎜角に切り、沸騰した重曹水（水1カップ：重曹小さじ⅓）でやわらかくゆで、ざるにあげる。

2 マカロニは表示時間より1〜2分ほど長めにゆで、粗いみじん切りにする。

3 耐熱ボウルに小麦粉を入れて、バターをのせ、電子レンジで1分加熱する。取り出して混ぜ、牛乳を少しずつ加えてのばし、塩を加える。ラップをして電子レンジで3分加熱し、取り出して混ぜる。

4 3に1、2を加えて混ぜる。バター少々（分量外）を塗ったグラタン皿に流し入れ、粉チーズとパセリをふりかけ、230℃のオーブンまたはオーブントースターで、表面が軽いきつね色になるまで焼く。

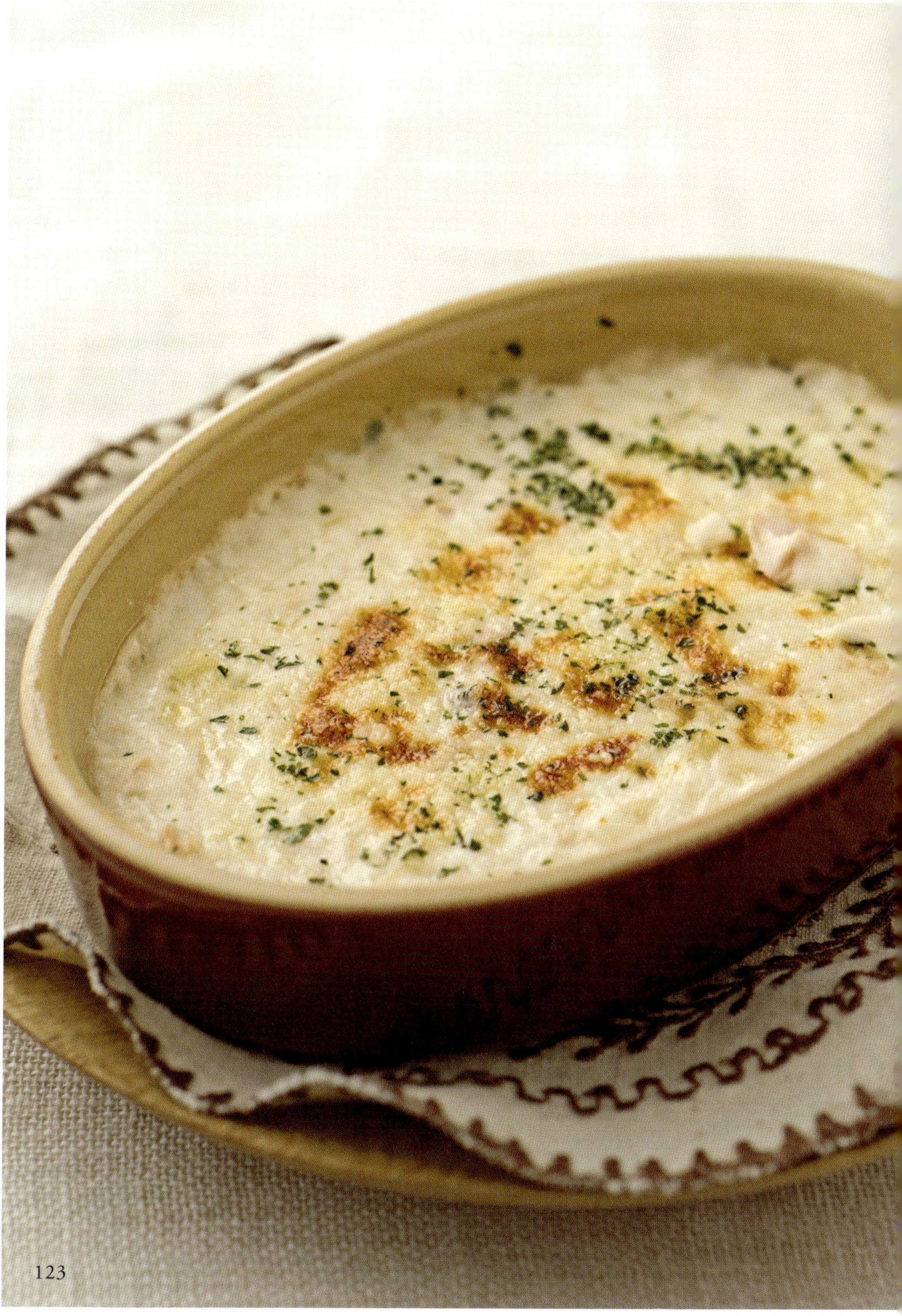

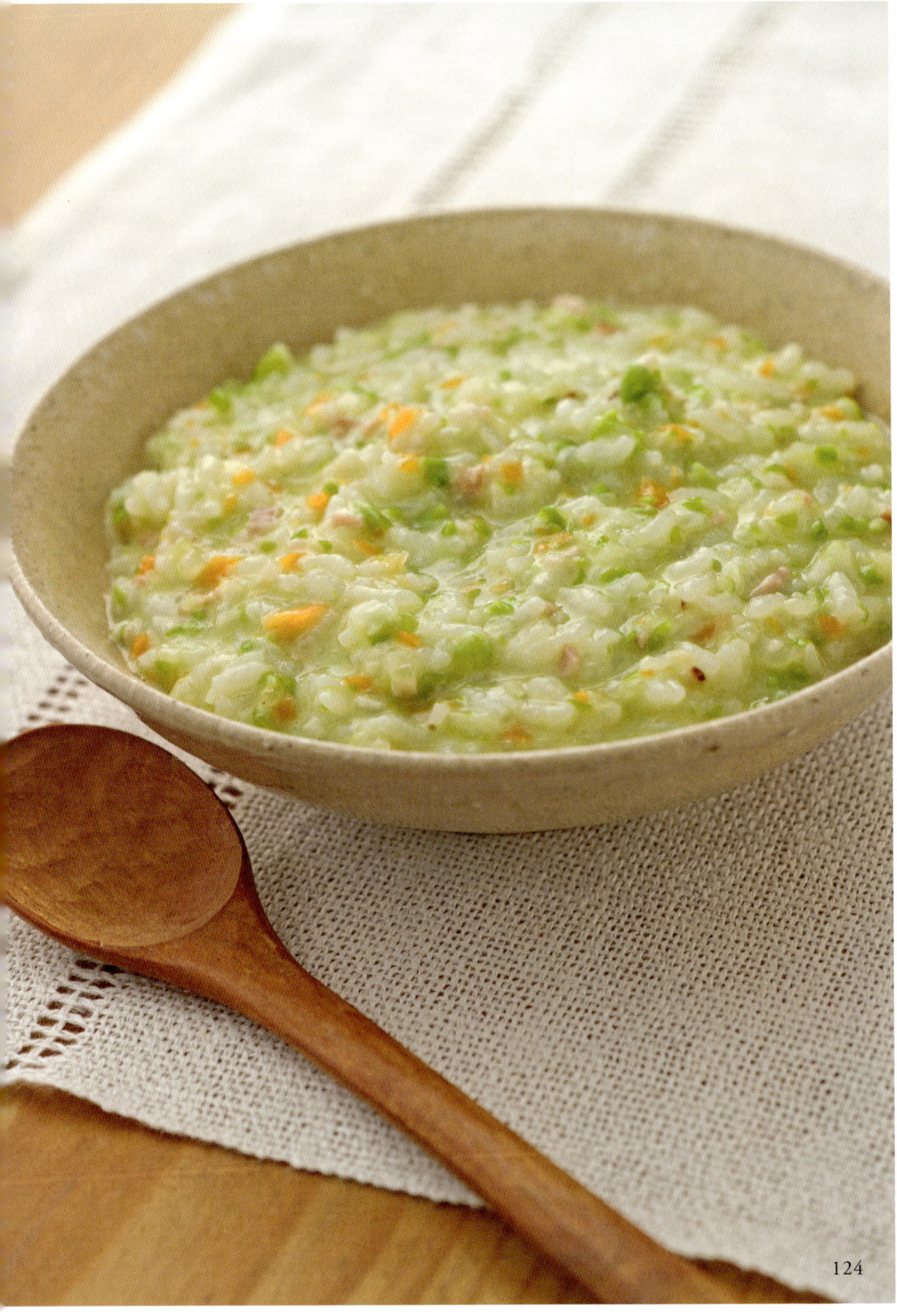

野菜リゾット

材料（2人分）

ごはん…150g
たまねぎ…40g
グリーンピース…40g
セロリ…20g
にんじん…20g
ベーコン（薄切り）…1枚（20g）
オリーブオイル…小さじ1
にんにく（みじん切り）…½かけ分

A

一番だし（92ページ参照）…2カップ
塩…小さじ⅕

B

粉チーズ…大さじ4
バター…大さじ2

作り方

1 たまねぎ、グリーンピース、セロリ、にんじんはフードプロセッサーでみじん切りにし、沸騰した重曹水（水1カップ：重曹小さじ⅓）でやわらかくゆで、ざるにあげる。
2 ベーコンは細かなみじん切りにする。
3 鍋にオリーブオイル、にんにく、2を入れて中火にかけ、にんにくがきつね色になったら1、A、ごはんを加える。混ぜながらフツフツ程度の火加減で煮る。
4 Bを加えて混ぜ、とろみがついたら火を止める。

ムラカミ流　介護のお料理レシピ④

大好きなものをあきらめない

誤嚥を恐れてあきらめてしまった好物も、村上マジックで介護食に大変身。
刺身も揚げ物もひと工夫で食べやすくなります。

お刺身の黄身醤油添え

材料（2人分）

マグロ（赤身・刺身用柵）…70g
イカ（胴・刺身用）…70g
青じそ…1枚
A
卵黄（生食用）…1個
醤油…小さじ1

作り方

1 マグロは筋を取り除いて2～3㎜厚さの薄切りにし、3～4㎝角に切る。
2 イカの胴は皮をむき、3㎝角に切り、フードプロセッサーでみじん切りにする。
3 青じそは太い葉脈を除いてみじん切りにする。水に放してアクを抜き、水けをかたく絞る。
4 2と3を合わせ、粘りが出るまでよく混ぜ合わせる。
5 器に1と4を盛り、混ぜ合わせたAを添える。

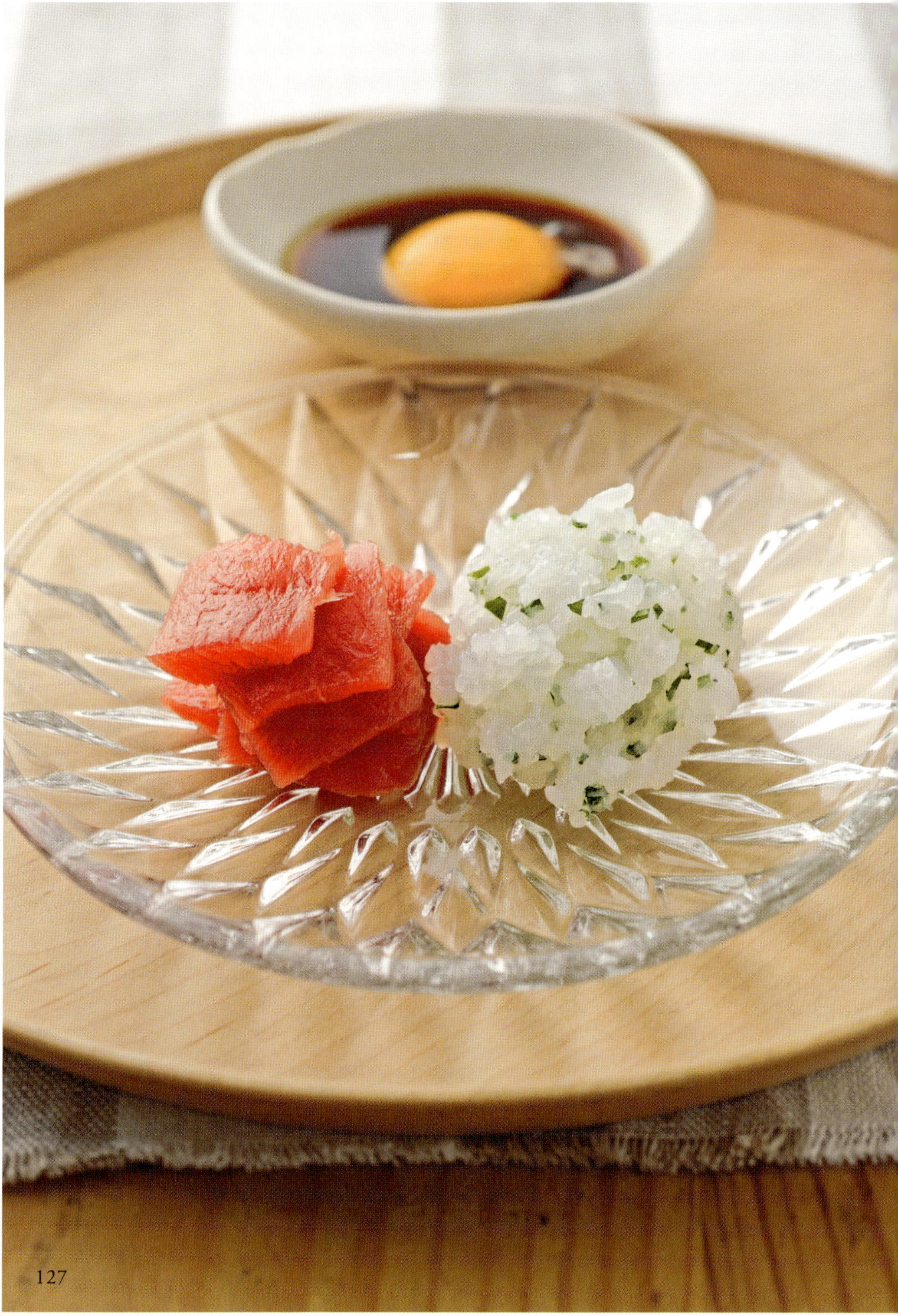

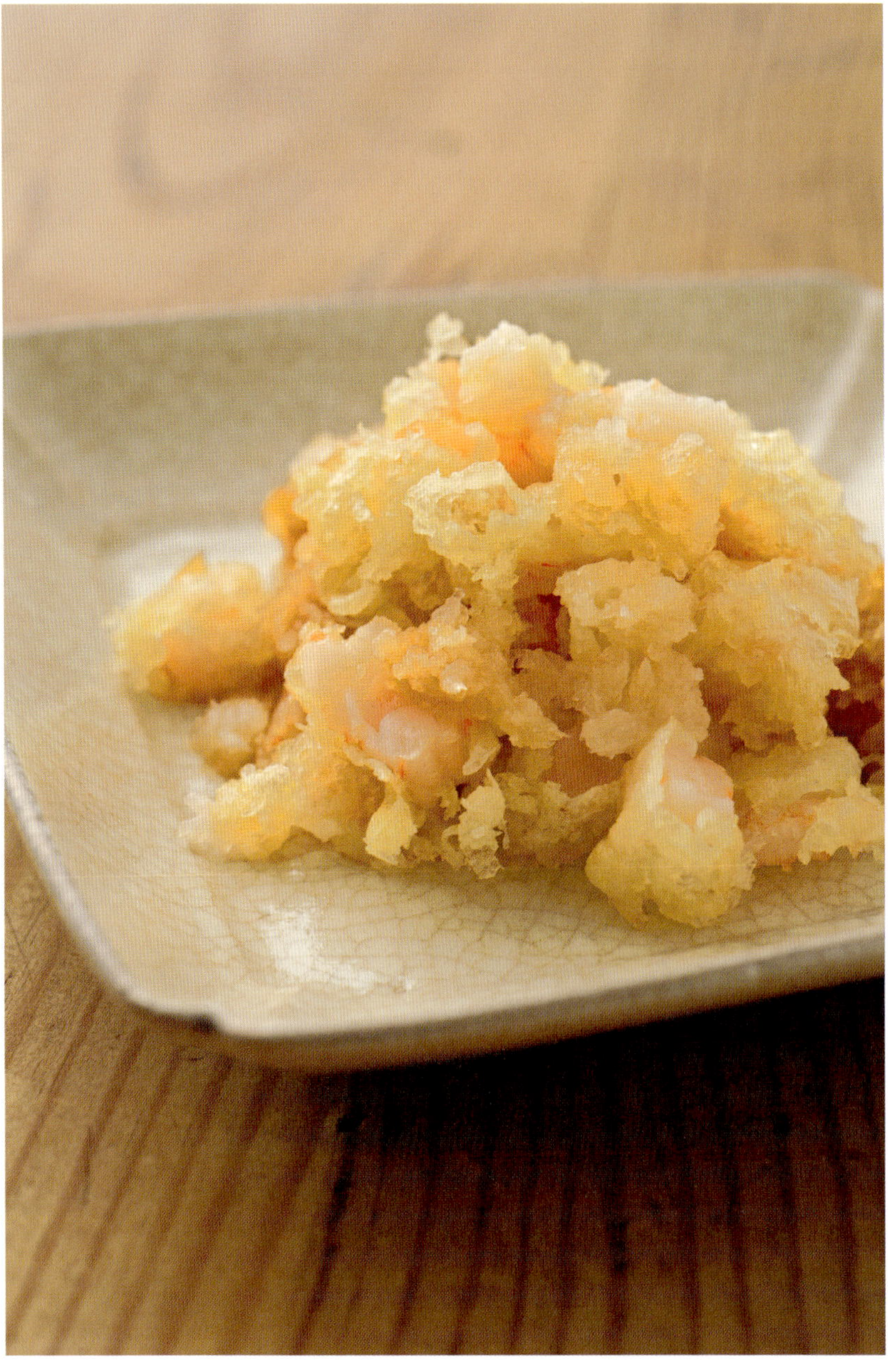

むせやすい衣は
おろしで
しっとりと

ロイシンたっぷり
小エビの天ぷら

材料（2人分）

むきエビ…100g

天ぷら粉…大さじ1

A

| 天ぷら粉…大さじ2と½

| 冷水…大さじ2

揚げ油…適量

大根おろし…50g

醤油…少々

作り方

1 エビは背ワタを取ってポリ袋に入れ、天ぷら粉を加えて口を閉じてふってまぶす。

2 ボウルにAを入れて混ぜ、1を加える。

3 フライパンに油を5㎜深さほど流して強火で加熱し、2のエビを1尾ずつ加えて、強火でカラリと揚げ、油を切る。

4 3をざくざく切って、大根おろしで和え、醤油をたらす。

スパゲティミートソース

材料（2人分）

牛ひき肉…100g

たまねぎ…50g

セロリ…20g

にんじん…10g

A

- にんにく…$\frac{1}{4}$かけ
- 片栗粉…小さじ2
- トマトジュース…$\frac{1}{2}$カップ
- オリーブオイル…小さじ2
- 塩…小さじ$\frac{1}{2}$

スパゲティ（細めのもの・乾）…100g

パセリ（みじん切り）…少々

作り方

1 たまねぎ、セロリ、にんじんはフードプロセッサーでみじん切りにする。

2 耐熱ボウルにAを入れ、ひき肉を加えてほぐす。1を加えてふんわりとラップをかけ、電子レンジで5分加熱する。取り出して混ぜる。

3 湯を沸かしてスパゲティを十分やわらかくなるまでゆで、ざるにあげて（湯は捨てない）水で洗って水けを切る。

※一度水洗いすると、食べた時に口の中がベタつきません。

2㎝長さに切り、再度沸騰させたゆで湯にくぐらせて温め、湯を切る。

4 器に3を盛って2をかけ、パセリを散らす。

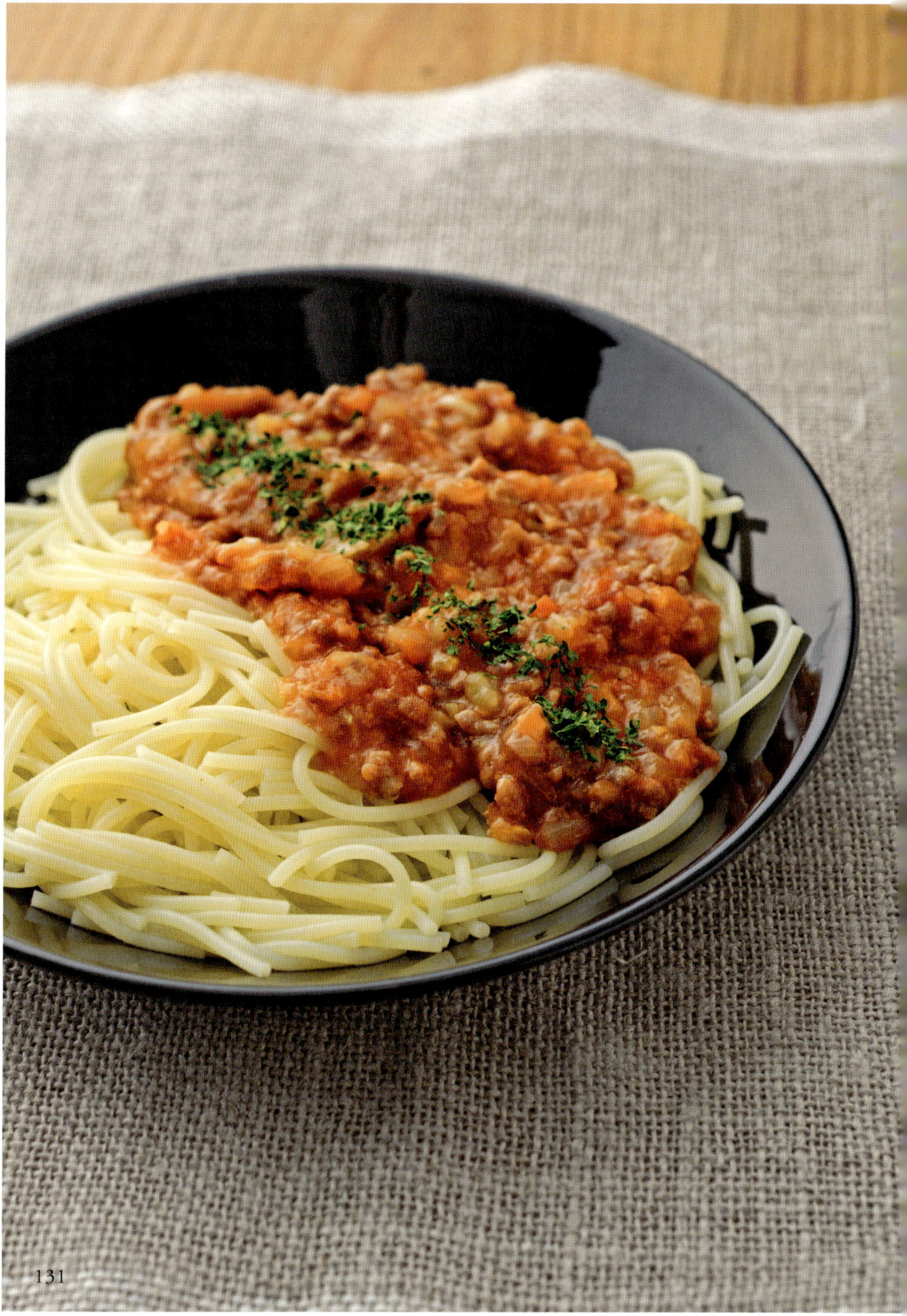

秘伝の介護食

精神科学者　功刀 浩

認知症の予防や治療において食生活に留意することが重要であることを示す研究成果が、主として21世紀に入ってからであると思いますが、急速に蓄積されてきています。そうした科学的エビデンスに基づいて適切な栄養を摂ることが、認知症予防に有効であり、認知症の介護食にも応用可能です。

まだ認知症になっていない方が発症しないために中年の頃から気を付けておくべき点があります。第一に、塩分を控えめにし、脂肪を摂りすぎず、食物繊維をよく摂り、高血圧や肥満、メタボリック症候群、脂質異常症、糖尿病などの生活習慣病にかからないようにすることです。海外では地中海式食事（野菜、果物、種実類、豆類、魚、オリーブ油が豊富で、それに穀類と適量の赤ワインが加わり、肉類などは少ない食事のこと）が、心臓病やがんなどの生活習慣病だけでなく認知症予防に有効であることが明らかにされています。日本では大豆、野菜、魚などを組み合わせた伝統的な和食に乳製品を加えた食事が認知症予防に役立つことが指摘されています。

栄養素については、魚をよく食べることで、エイコサペンタエン酸（ＥＰＡ）やドコサヘキサエン酸（ＤＨＡ）といったn-3系多価不飽和脂肪酸が不足しないようにすること、ビタミン、特に葉酸やビタミンB_{12}、ビタミンEなどが不足しないようにすること、ミネラル（鉄、亜鉛など）が不足しないようにすること（ただし、過量は禁物）、といったことも認知症予防に役立ちます。赤ワイン、お茶、カレーなどの食品には強い抗酸化作用を持つ成分が多く含まれており、赤ワインのレスベラトロール、緑茶のカテキン、カレーのスパイスに含まれるクルクミンなどは認知症予防効果が期待できます。そうして、食事と並んで重要視されるようになってきたのが運動であり、健康的な食事と運動習慣は、認知症予防において相乗効果を示すこともわかってきました。

ただし、「認知症予防の食事」と「認知症介護の食事」はかなり違います。認知症にかかると、エネルギーの摂りすぎや栄養バランスの問題より、食べられないことによる低栄養の問題や、誤嚥の問題が前面に出てきます。また、自分で栄養管理をすることができないために介護者に頼らざるを得なくなります。

そうして、本書の中で繰り返し述べられているように、認知症の介護で最も大切なことは、認知症の方への温かい接し方にあるのだ、ということを忘れてはなりません。それがなければ、いくら「科学的」に理にかなった食事を食べさせても、本当の意味での介護にはならない。一方で、科学的エビデンスも尊重しなければなりません。温かい心をもったうえで「理」も重んじるということです。

私は精神科医になっておよそ30年が経ちますが、これまで出会ってきたホンモノの医療者は、皆、温かい心をもちつつ、科学的成果にも強い関心をもつ人たちでした。

認知症、特にその初期においては、自分の能力を失うという、とても受け入れがたいことが起きています。これまで社会を引っ張っていった、先頭に立っていた友人たちが、一人去り、二人去り……心細く、哀しみと不安に包まれます。それは、自身の脳の老化にも拍車をかけるようです。もの覚えも悪く、何をどこに置いたのか思い出せない、早く歩けない、皆の足手まといになる……そうした能力低下が起きると、だんだん社会から押しのけられていきます。自分も社会の先頭から退く哀しみがあります。その哀しみは、認知症をさらに進行させます。ストレスがあるとストレスホルモンが分泌されます。長期間にわたって過剰なストレスホルモンにさらされると、神経細胞の数やネットワークが徐々に減っていき、脳の萎縮が進み、記憶や学習が困難になっていきます。

だから、認知症予防や介護には笑いが必要なのです。食事という、人間にとって本来一番喜ばしい時間が、笑顔に包まれていることが大切なのです。そのためには、食事の中身だけでなく、「食卓」が明るくなるような工夫が必要になるのです。

ところが、認知症の介護をするのは、大変です。介護食を1食作りなさいと言われれば、立派な介護食を作ることが誰にでもできるでしょう。しかし、1食作っても何の役にも立ちません。毎食、毎日、毎月、そうして毎年、作っていかなければなりません。そのためにはどうしたらよろしいか？　それを長年問い続けた実践研究の成果が、本書に凝縮しているのを目の当たりにしました。

村上祥子先生が料理家人生50年の中で工夫に工夫を積み重ねられた秘伝の介護食は、心が満たされるホンモノの〝温理哀笑〟の世界でした。

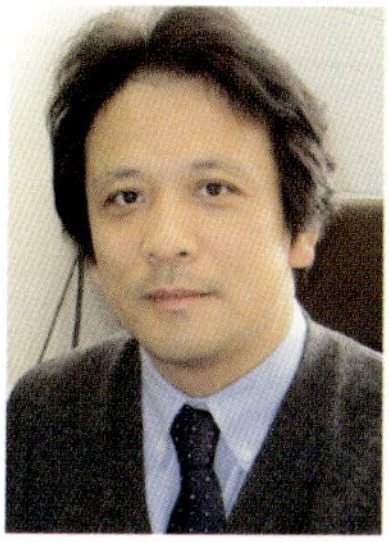

功刀 浩（くぬぎ・ひろし）

国立精神・神経医療研究センター神経研究所疾病研究第三部部長。医学博士、精神保健指定医、日本精神・神経学会専門医。日本臨床栄養学会認定臨床栄養医。早稲田大学客員教授、山梨大学客員教授、東京医科歯科大学連携教授。日本の精神医学研究をリードする研究者のひとりであり、近年は精神疾患と食事の関連に着目した「精神栄養学」に精力的に取り組んでいる。主な著書に『精神疾患の脳科学講義』（金剛出版）、『図解　やさしくわかる統合失調症』（ナツメ社）、『うつ病の毎日ごはん』（共著、女子栄養大学出版）など。

ボケない介護食。
しかも、美味しい。

2015年5月3日　初版第一刷発行

著者　村上祥子

ブックデザイン　近藤真生
撮影　海老原俊之
スタイリング　坂上嘉代
料理アシスト　柿崎朋子（柿LABO）
イラスト　黒澤麻子
協力　丸尾多重子
山下圭子　中島悦子
編集　藤本淳子　小宮亜里

解説　功刀 浩

印刷・製本　図書印刷株式会社

発行者　木谷仁哉
発行所　株式会社ブックマン社
〒101-0065　千代田区西神田3-3-5
TEL　03-3237-7777
FAX　03-5226-9599
http://bookman.co.jp/

ISBN　978-4-89308-840-6